自己的癌症

自己救

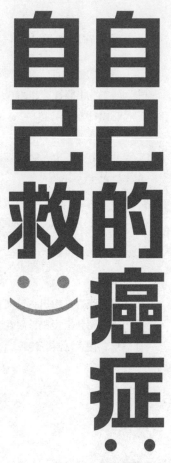

季匡华 / 著

陈旻苹 / 采访撰述

Own Your Cancer
Empower Yourself

U0216537

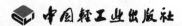

中国轻工业出版社

图书在版编目（CIP）数据

自己的癌症自己救 / 季匡华著；陈旻苹采访撰述 . — 北京：
中国轻工业出版社，2020.6

ISBN 978-7-5184-2664-5

Ⅰ . ①自… Ⅱ . ①季… ②陈… Ⅲ . ①癌 – 治疗 – 普及读物
Ⅳ . ① R730.5–49

中国版本图书馆 CIP 数据核字（2019）第 206444 号

责任编辑：付　佳　　责任终审：张乃東　　整体设计：锋尚设计
策划编辑：付　佳　　责任校对：晋　洁　　责任监印：张京华

出版发行：中国轻工业出版社（北京东长安街6号，邮编：100740）
印　　刷：艺堂印刷（天津）有限公司
经　　销：各地新华书店
版　　次：2020年6月第1版第1次印刷
开　　本：710×1000　1/16　印张：13.5
字　　数：220千字
书　　号：ISBN 978-7-5184-2664-5　定价：49.80元
邮购电话：010–65241695
发行电话：010–85119835　传真：85113293
网　　址：http://www.chlip.com.cn
Email：club@chlip.com.cn
如发现图书残缺请与我社邮购联系调换
190367S2X101ZYW

肿瘤微环境像一座城市，
提供正能量才能启动变化

　　季匡华教授是一位充满热情与创意的医师，无论从哪一个角度来看，他都没有门户之见。

　　在专业上有独到的论述能力，能把复杂的肿瘤治疗理念说得让人眼睛发亮。以宏观的角度来看，肿瘤微环境像一座城市，是不同群体不断相互影响的动态过程。

　　这个过程一定是人进得来，货出得去。重点是要提供正能量，才能启动变化。电热疗法或许也在传达同一个概念！

高雄市长　韩国瑜

2019.01.10

自序

　　肿瘤医师抗癌历史充满了爱心、才智、预见性与毅力，但也交织了学究式的傲慢和误解，我见证了30年来癌症治疗观念由焦土战略转变为与癌共生的巨大改变，比上一代医师多了许多体会。我一路寻求治疗癌症的妙方，但始终也只能了解冰山一角。事实上，所有的学问皆是"你越是想弄清楚一个问题，却发现更多的问题"，所以有很多观点是个人的初步印象，谈不上金科玉律。希望这本书能提供某些癌症治疗的新观念，尤其电热疗法是我们率先提出的，也希望患者及家属从中感受到希望的力量。

　　很明显，有两种不同的声音代表两个极端的阵营，一方面，一些广为流传的网络视频数落化疗、放疗的可怕与医学界的"黑暗"，却提不出另类医疗好处的道理来；另一方面，虽然满口的根据"循证医学"，却充满偏见和排斥，包括对中医、自然疗法、营养介入等学者充满鄙视，而自身对于肿瘤学的"精髓"也时常语焉不详。

　　在多年的教学与行医中，我学会了细心观察以及多多请教他人。我曾经接受过完整的肿瘤科训练，是少数同时拥有放射肿瘤与肿瘤内科双执照的临床医师，曾经是台北荣民总医院药物治疗科与放射治疗科的主任，进行过台湾第一例树突状细胞治疗的临床试验，也实施过台湾第一例癌症中药新药的临床试验，对于"整合医学"从来没有偏见。虽然我有资历指导许多年轻医师，但总觉得仍会让部分患者失望，也曾有不少束手无策的时候。

一直到最近3年接触到"电热疗法""免疫检查点抑制剂（即免疫检查点抗体）"以及"细胞治疗"，有一种任督二脉被打通的感觉，将自己对于癌症学的整合看法做出整理，此其时矣。受朋友鼓励，在3个月内将个人的"修为与见解"一鼓作气完成。感谢新光肿瘤治疗科医疗团队伙伴，杨凯琳医师、王愈善博士等协助，年轻医师季懋欣的创意，澳籍运动生理学家安德鲁·尼科尔斯（Andrew Nicholls）撰写第6章，最后由资深媒体记者陈旻苹小姐进行文字整理，本书才得以完成。

本书的理论架构是这样的，"身体失去的恒定，要靠能量额外补充来维持"，这个能量指的是生物电能。理论简单易懂，但具体是什么，我却花了30多年才略知一二。就像地球能量严重失衡，极端气候变迁频繁，靠减碳就能解决吗？答案可能一大篮子。癌症的问题也是如此，不是我能解决的，不过要打赢这场战争，我们的脑子就必须有"自己的癌症自己救"这种最基本的态度。"自己救"讲的就是自己内生的免疫力，也就是"自愈力"。肿瘤免疫学最待解、也最令人期待的可能不只是通过外界制造出的各种抗体或是细胞治疗等外来的"医疗力"，而是如何安全地唤醒我们与生俱来的排斥力量。我用了相当篇幅来说明癌症肇因于一个失去共生恒定的微环境，一开始有几个癌细胞破坏这种恒定，渐渐地只剩下利己的微环境，利用这个微环境来壮大癌细胞，使之难以治疗，就像永远无法修复的伤口。我们先天的排斥力丧失于肿瘤微环境中，整个免疫系统也必须通过改变肿瘤微环境才能发挥强大的自愈力。

身体能动员维持恒定的细胞就是由外而内的免疫细胞、骨髓细胞、内分泌系统、神经系统等，一起提供再度维持恒定所需的一切力量，也许这些力量仍然不够，但让人体的自然力量发挥到最大，才是唯一切实可行的方法。我们医师能辅助的只是如何去除肿瘤的兵力，用免疫治疗、标靶药物（又称靶向药物）除掉更多负面影响，在恢复免疫恒定力量时（阳或阴都需要）同时增加免疫力及抗炎力，利用提高线粒体代谢的药物协助恒定的发生。

更重要的是，我们医疗团队认为，电热疗法能提供一个物理的振荡能量，协助癌细胞重建其膜电位差，重建其结构生理，改善微环境，当然最难的也是这一部分了。因为肿瘤组织的物理结构及化学物质有别于正常组织，所以在特殊的电场环境下，它带有不一样的电场特性。肿瘤微环境的改变不仅要有药物帮忙，物理帮忙也极其重要，电磁波能穿透屏障到达癌细胞。当然，如何实现"个体化"是个尚未解决的问题，希望大家共同在这方面努力。

癌症的不幸不全在于其之不治，而在于太多"本来可以治好的，就差那么一点点"的遗憾。这些遗憾有的来自于患者的大意，耽误了早期诊断、早期治疗，更多的也许是来自于医师，第一次没治好，让病复发了，没让患者在治疗期间获得足够的免疫力；或是社会没能提供足够的知识保障，让患者听信太多网络谣言；或是社会没有提供有效的经济保障，让患者没钱治疗。癌症不是局部的病，但最开始一定是局部的，只要局部能做到更好，癌症的治疗一定会变得更好。药物越先进，微小的转移越容易被控制，此时，较大的局部肿瘤搭配放疗、化疗等手段，成功概率就更大了。

本书强调局部放疗的重要性，大多数医师深知手术对局部治疗的功效，但一提到放疗，就马上觉得局部治疗没有用。我看了太多失败的病例，肇因于主治医师过度迷信用药而忽略了放疗的重要性，一旦局部复发，很容易引起连锁性的失败，错失治愈机会。放疗不仅是局部治疗，更是产生免疫力的重要方法。严格来说，局部免疫治疗才是引发全身免疫反应的关键，通过改善肿瘤微环境为目的的局部免疫治疗绝对不应该忽略了放疗与热疗法的卓越性，所谓"原位疫苗"疗法就是我们努力的方向。

肿瘤的治疗已进入标靶（即靶向）与个体化的时代，除了用药之外，肿瘤微环境的改善是重中之重，随着治疗，微环境的变化伴随着什么指标？这些指标如何测量、检验并预测微环境的变化？每个人、每个肿瘤及组织细胞膜上皆有其特定的频率与能量吸收，就像某个音阶频率能震碎玻璃一样。同理，细胞治疗是个体化的治疗，这也是未来癌症的方向，细胞治疗结合个体化的电热疗法，必有其未来的医疗角色。

至于现在要做什么？一方面应以正面态度看待治疗，一方面也要积极与医师讨论，因为现在很多癌症治疗方案都有不少科学例证。患者要常想"我能否为自己做些事？""我如何追求最大的幸福感？"；医师则应常想"我是否能用些更保守的治疗方式？""如何保证患者最大的生活品质？"……如此才是迈向"医疗有限而自愈力无限"这一认知的第一步。

目录 ⊞

Chapter 1 🧬 关于癌症的 12 大迷思

Chapter 2 　自己的癌症自己救

Chapter 3 　认识肿瘤微环境——
　　　　　　一场体内共生被破坏的结果

Chapter 4 🧬 **癌症免疫治疗——
阴阳平衡的体内战斗**

Chapter 5 🧬 **癌症的热疗法——
自愈力的一大帮手**

Chapter 6　调整起居作息，避免癌症上身

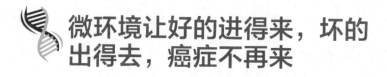

微环境让好的进得来，坏的出得去，癌症不再来

谁能控制肿瘤微环境，谁就能控制癌症。

（1）通过电能，使钙离子向内流，危险信号（如热休克蛋白、坏死癌细胞）向外流。

（2）让先天免疫力如自然杀伤细胞（NK细胞）进得来，微环境中坏的巨噬细胞（M2）变为好的巨噬细胞（M1）。

（3）让微环境的炎症反应降低，抗炎力增加，让后天免疫力（T细胞）进得来。

（4）微环境内的整体促癌力（阳）转换为抑癌力（阴），让带着记忆的免疫T细胞源源不断进来。

最后的结果就是自愈力强大起来。

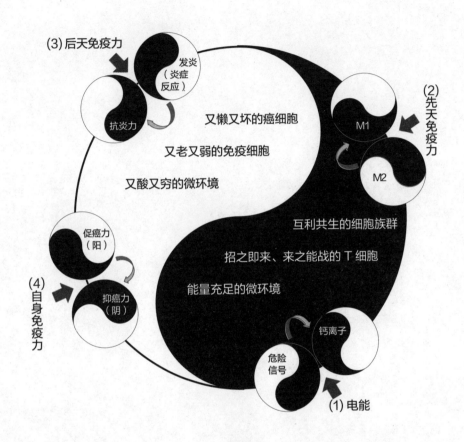

(3) 后天免疫力

发炎（炎症反应）

抗炎力

又懒又坏的癌细胞

又老又弱的免疫细胞

又酸又穷的微环境

M1

M2

(2) 先天免疫力

促癌力（阳）

(4) 自身免疫力

抑癌力（阴）

互利共生的细胞族群

招之即来、来之能战的 T 细胞

能量充足的微环境

钙离子

危险信号

(1) 电能

自愈力强大起来

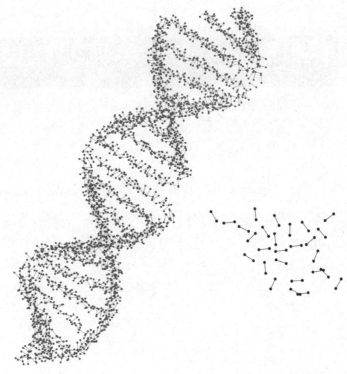

Chapter 1

关于癌症的
12 大迷思

　　这是一些医师常被问到的问题，甚至连医师本身都感到困惑。有困惑很正常，解惑靠专业。任何专业都需要时间成长，我们也在不断学习。如果说我能够看得更远，那只是因为我站在巨人的肩膀上，而巨人是多年来陪伴我们成长的患者。

<u>1</u> # 患癌主要原因是基因遗传吗

【正解】患癌的主要原因并非基因遗传，而是与环境、生活方式、老化等关系更密切。

　　所有的癌细胞几乎皆有基因突变，但基因遗传占不到患癌原因的10%。癌症的发生绝大部分与遗传无关，反而与环境、生活方式、老化等关系更密切。

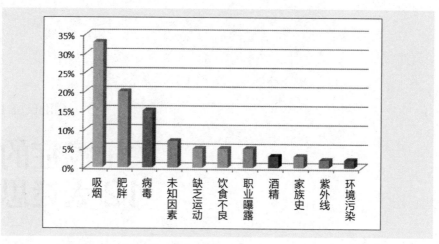

▲ 图1-1　可能的致癌风险原因统计百分比
数据来源　美国癌症研究协会（AACR, 2017）

　　患者若是有明显的家族遗传史（家族中有2～3人得此癌），年纪轻轻就患癌，同时好几个癌症发生在不同器官，例如双侧乳腺癌、双侧肾癌等，加上亲人也有同样现象，则很有可能存在遗传性的癌症基因，此时，可以去做基因筛检。表1-1中的基因突变与遗传性患癌之间可能有关联。

表1-1 常见的癌突变基因

突变基因名称	癌别
BRCA1、BRCA2	乳腺癌、卵巢癌、前列腺癌、胰腺癌
TP53	乳腺癌、软组织肉瘤、骨癌、脑癌
PTEN	乳腺癌、甲状腺癌、子宫内膜癌
MSH	大肠癌、子宫内膜癌、肝癌、肾盂癌、胰腺癌、胃癌
APC	大肠癌、胃癌、骨癌
Rb	眼癌、骨癌、黑色素瘤、软组织肉瘤
MEN	胰腺癌、内分泌癌、甲状旁腺癌、垂体瘤
RET	甲状腺癌、肾上腺癌
VHL	肾癌、肾上腺癌

▲ 数据来源 美国癌症研究协会（AACR, 2017）

每个基因都有个很难记的名字，有些突变的基因不代表该基因突变会遗传给下一代，例如TP53基因突变，大概60%以上的癌症都有此突变。癌细胞花了数年甚至数十年来发育成形再被诊断出来，原因当然难考，而且癌症是多发因素的典型疾病，年龄老化累积了大量的突变基因，环境及不良生活方式是造成或加速这些突变的主因，但也很难去界定。只有很少数的癌与遗传直接相关，患者的父母之一必须也有此突变，否则不能说是遗传。

有些癌与年纪相关，年龄累积的突变与之有关，例如大肠癌、肾癌、前列腺癌、乳腺癌等。当然，更多的癌与生活饮食习惯有关，所谓"致癌物质"大多是由动物实验得出的结果，因为剂量和观察方法与人类不同，其实直接套用在人类身上是有些片面的。由流行病学的大数据统计出来的结论比较可靠，得出的是相对风险系数，但也并非是直接的致癌证据。但是无论如何，遗传因素不是致癌的主因。

2 切片或手术会加速癌细胞扩散吗

【正解】1. 切片可能导致癌细胞扩散，但扩散的癌细胞将与原先的癌细胞在手术时一并被切除。2. 手术可能导致癌细胞扩散，但可以控制并消除。

这个是临床医师常被问到的问题，很多时候却难以回答，甚至回答不当容易得罪人。切片是诊断上必须要做的，没有诊断，就无法对症下药，先要有病理报告，才能给出进一步的治疗建议。

切片方式有粗针切片、细针切片、部分切除切片及整个肿瘤切除切片。部分切除切片及粗针切片在动物实验上确实会增加炎症反应，也可能导致肿瘤变大、增加转移，但临床上几乎没有大问题，因为切片后的数周内会进行治疗；若做了切片，患者犹豫不决，到处求神问卜而耽误治疗，并不能说是切片引起扩散，而是延误治疗导致癌细胞扩散。

想想看，Ⅰ期乳腺癌治愈率大约90%，到Ⅲ期就降到60%左右，大家都有切片。所以，切片本身不影响转移率，但癌症本身非常容易转移，大部分患者总时不时地庸人自扰，这就是典型的问题。

一般肿瘤即便不到2厘米，用精密的分子检验也能找到微小的转移证据，但最后几乎没有转移，这是因为我们的免疫系统会清除它，其实脱落的癌细胞要想落地生根是件相当困难的事。当然，临床上偶尔会见到"治疗针刺边缘带出一些癌细胞导致复发"的个案，例如抽胸水在胸壁肌肉、肝切片在侧腹壁，甚至开刀在刀疤内复发的个案等，但与"因为没有切片，就不去治疗"对比，前者比后者所造成的扩散风险更小。所以，不要担心切片会造成扩散的风险。我们的基本态度是，"诊断必要、治疗必要、快速必要"为治疗癌症3大必要原则，不能因少数例外而否定切片的价值，毕竟，例外的发生率微乎其微。

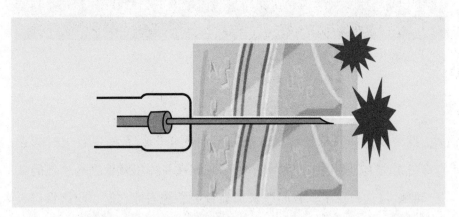

▲ 图1-2　在做了切片或任何检查确定是癌症后，需要快速、积极治疗。早期病灶，只要不延误治疗黄金期，是有机会治愈的

　　好的手术必定讲求"外围包抄"整个拿掉，而非一片一片剥落下来。如果担心肿瘤边缘切得不干净，那么手术后或手术前的放疗就非常重要了。手术仍然是治疗癌症最重要的方法，美国匹兹堡大学外科医师托梅2017年在国际肿瘤学权威期刊《癌症研究》(*Cancer Research*)发表动物实验研究，指出手术后的一小段时间有可能加速已经转移的微小病灶转移，并可能因炎症刺激而致癌细胞生长，加上手术不可避免地会暂时抑制免疫力，促进血管生长和炎症反应，甚至手术造成一些细胞脱落于血管中。尽管有这些潜在的风险，但比起现有的其他疗法，手术仍然是最优先选择的疗法。而在手术前、中、后能做的努力，在后面的章节会给出建议。

3　要饿死癌细胞，所以不能吃得太营养吗

【正解】癌细胞未被饿死前，正常细胞已被破坏，身体容易垮掉。所以，与癌细胞共存必须要有足够的营养。

　　这个观念一直广泛流传在病友间与网络上，有些患者也时常在门诊时提出类似问题。想象一下，癌细胞在身体里就像到处抢钱的流氓，要对付这种流氓，我们应该加强警卫系统去抓它们，应该没有人想用降低所有人薪水的方式以使流氓抢不到东西吧？限制癌症患者摄取营养，就像不给警察、民众发薪水，却希望坏蛋因为大家没钱了所以就不去抢了一样。最后癌细胞没被饿死，正常细胞先被饿坏。因此，**癌症患者更应该补充营养**。营养不良与癌症的关系见图1-3。

　　事实上，癌症患者的营养照护近年来已经成为一个热门课题。根据欧洲抗癌行动联盟（EPAAC）的研究显示，癌症患者经常出现营养不良和肌肉量减少的症状，这些症状会大大降低癌症患者的存活率。肌肉蛋白质消耗是癌症恶病质的标志，严重影响生活质量和患者对治疗的耐受力。

　　在癌症患者中，如果观察到营养摄取不足且体重减轻持续发生，都会导致严重的后果。它们可能由于治疗期间的食欲降低而导致食物摄入不足，身体活动减少和分解代谢紊乱引起。体重减轻与肌肉量减少造成的身体功能受损会导致预后不良，这会增加抗癌难度，导致

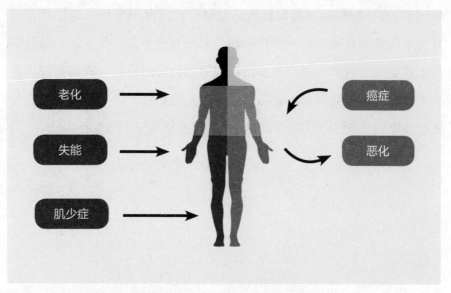

▲ 图1-3　营养不良会造成各种疾病，尤其易造成癌症恶化

无法达到预期疗效或疗程中断，并使生活品质下降。尤其头颈癌患者在接受放疗时，由于口腔黏膜发炎、溃疡、疼痛，体重都会减少3%～5%，如果他们不愿意接受积极的营养介入（如插鼻胃管灌食），则营养不良导致的免疫力降低将易引发肺炎甚至癌症复发，进而导致治疗失败等恶性循环。所以决不能只靠单一营养素补充来防止体重下降。

　　基本的热量摄入仍是最重要的，目前医学界共识认为，癌症患者不但不应该限制营养，更应该积极监控营养状态，随时补充营养，预防营养不良，以确保治疗能顺利完成，并维持患者生活品质，对于特别加强某些营养素补充剂并非不可。

　　回过头来看，关于营养素有可能"喂养肿瘤"的理论，目前没有临床相关证据，放大单一营养素的好处或坏处皆是"见树不见林"的说法。比方说，葡萄糖对于癌细胞至关重要，但不要忘了，能够杀死癌细胞的T细胞更需要葡萄糖的热量供应，因此不应该用这样肤浅的理由来拒绝葡萄糖，甚至停止癌症患者的营养补充。关于饮食和营养对于癌症成因的影响以及癌症治疗期间适宜吃的食物，我们强调的是均衡饮食，尽量避免加工食品，并且要定期运动，才是最好的防癌与养生策略。

<u>4</u>　化疗和放疗会破坏免疫力吗

【正解】化疗和放疗虽会破坏免疫力，但只是一定程度地使免疫力受伤，却达到了癌细胞无法生存的目的，而受伤的正常组织与免疫反应能很快恢复。

肿瘤有强大的免疫抑制力量，以小毒攻大毒是一个不得不的作为。当癌症治疗很有效的时候，化疗或放疗皆能改善肿瘤微环境，但放疗因为是局部治疗，破坏免疫力的程度较全身性的化疗小。所以，临床上手术前后做"同步放疗+化疗"，然后再进行手术，医师大多可以发现肿瘤免疫微环境改善的证据。而此证据比单用放疗或单用化疗的时候（即没有"同步一起做"的时候）明显，因为"同步"杀伤肿瘤效果确实不错，免疫改善也更好。

放疗与化疗的目的不是破坏免疫力，而是杀死肿瘤。破坏免疫力最大的元凶是肿瘤，如果是无效的化疗与放疗，的确除了破坏免疫力外没太大的好处，因为肿瘤没被杀死。所以不能倒果为因，认为放疗和化疗破坏免疫力，在后面的相关章节我们会阐明化疗与放疗增强免疫反应的原理。所谓放疗和化疗导致好的坏的一起杀，也是一种过度简化的说法。

放疗，即使不用质子治疗，在物理上早已进步到95%以上剂量与50%以下剂量分别分布于肿瘤与正常组织上。化疗物理上的差异不大，但研发药物时，对肿瘤敏感度最高的才会被选用，固然好的、坏的细胞都会受影响，但对坏细胞影响更大，这就是"治疗空间"，如果"治疗空间"很小，大概这个癌就治不好了。事实上，几乎所有的生物都遵循着适者生存的道理，适当的治疗策略一定是癌细胞无法生存、正常组织与免疫反应虽受伤但能很快恢复，否则就叫过度治疗。

大家应该正确看待癌症治疗过程，并予以接受。毕竟这是目前较有效的方法。当然，我们很难预知治疗结果，但避免过当，是我一贯坚持的。

关于免疫，有几点说明：

（1）**看到白细胞降低便称之为免疫力下降，其实是错误的，应该看淋巴细胞比例较准确。**在肿瘤微环境看到的免疫力指标，才是真正影响肿瘤的免疫力。肿瘤微环境免疫力好坏才是最重要的临床上观察化疗或放疗有效与否的决定因素。若治疗无效，我们不仅看到癌细胞持续增长，也会看到免疫力逐步下滑；反之，若治疗有效，局部微环境免疫力以及身体的淋巴细胞比例也会逐步恢复正常。

（2）**免疫有一个循环的概念，有一小段时间的压抑，反而引起后续的免疫反弹，即所谓的"先蹲后跳"。**如果不蹲一下，也跳不高。癌症治疗先引起局部炎症，很快会带来抗炎与抑制发炎的力量，这是健康的，能让组织得到修复。表面上看到的局部抗炎（免疫抑制）增加，其实最终会引起全身整体的免疫力恢复。但持续的局部炎症反应或是全身性的炎症，就不容易再产生恢复性的免疫控制力量，反而是大忌。

（3）**癌细胞死于非命，才会释出激发免疫力的分子，除了几种不常用的方法外，只有化疗、放疗会让癌细胞一下子死于非命，这才有机会产生真正的抗癌免疫力。**如果让癌细胞自然生长、死亡，称为正常凋亡，若像时序般春生长、秋落叶，是激发不出免疫力的。切记，免疫力是在微环境战斗后，发炎后再恢复才能产生的。少了其中的炎症反应与恢复的步骤，人体不易产生真正的抗癌免疫力。

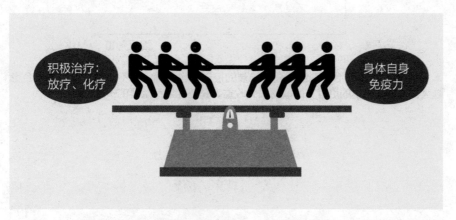

▲ 图1-4　放疗和化疗都有可能降低免疫力，如何在积极治疗与自身免疫力之间取得平衡，需要医师如履薄冰地观察与呵护

不过，一般放疗与化疗引起的细胞死亡通常是"非免疫性"的。发生"免疫性死亡"的前提是死亡的细胞要能释放出"危险信号"。常见的危险信号有ATP（腺嘌呤核苷三磷酸，即能量之源）、热休克蛋白以及各种DAMP（损伤相关模式分子）的分泌，肿瘤内会伴随快速的免疫细胞浸润以及引发炎症反应。电热疗法会引起热休克蛋白释出，是非常有效的刺激危险信号的方式之一。

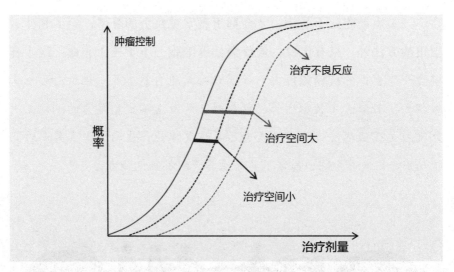

▲ 图1-5 给予的治疗剂量越高，肿瘤的控制率也越高，但不良反应发生的机会也越大。如何在狭小的治疗空间取得最大收益，是癌症治疗重要的一环

5 放疗不能取代手术治愈癌症吗

【正解】放疗在某些情况下可以取代外科手术治愈癌症，甚至在有些情况下，放疗优于手术。

　　癌症治疗手段主要分为3大类：外科手术切除、放射治疗（简称放疗）、化学药物治疗（简称化疗）。其中，外科手术切除和放疗都是局部治疗，而药物治疗则是全身性的治疗。绝大多数的非转移性癌症（尤其是固态恶性肿瘤），要追求治愈的机会，一定要靠成功的局部治疗，也就是手术或放疗。手术切除肿瘤是人们较为熟知的治疗方式，直接摘除肉眼可见的肿瘤以达到治疗的目的，因而能直观理解其治疗原理。而放疗一直以来都是各类癌症治疗很重要的一环，不仅常搭配外科手术，在手术前或手术后进行辅助性放疗以增加癌症局部控制，甚至在有些情况下，放疗单独作为主要的局部治疗，其治疗成功率与手术相当，无须手术切除，以达成器官保留治疗的目的。也有一些癌症，例如鼻咽癌，以放疗作为首要治疗手段（见表1-2），其疗效优于外科手术。以下针对各类状况进行分述。

　　在外科手术前进行放疗，可以有效缩小肿瘤，提高后续手术时完整切除肿瘤的概率，进而提升肿瘤控制的效果，例如Ⅱ至Ⅲ期的直肠癌和食管癌、Ⅲ期有机会切除的非小细胞肺癌、未完全包覆血管的胰腺癌等。

　　在外科手术后进行放疗，可以进一步控制肉眼无法看见的癌细胞，改善局部肿瘤控制率，适合此类术后放疗的癌症种类非常多，常见的有乳腺癌、头颈部癌（包括口腔癌）、局部晚期胃癌、高风险子宫内膜癌、脑癌、恶性肉瘤等，卵巢癌则以术后化疗为主。

表1-2　以放疗为首选的癌症种类

优先考虑放疗的癌病
鼻咽癌
喉癌
ⅡB 期（含）以上的宫颈癌
高风险前列腺癌
ⅡA/ ⅢB 期肺癌
肛门癌、阴茎癌及需要器官保留的癌
黏膜淋巴瘤、低恶性淋巴瘤
颅内精原细胞瘤、松果体瘤
不适合麻醉或不想手术的肺癌、食管癌、皮肤癌等

有些情况手术本身的治疗效果很好，但可能因肿瘤所在部位而必须切除其所在器官，造成后续功能和外观的较大损伤。研究发现，放疗在很多此类情况下可以独挑大梁，作为局部治疗的主要手段，亦作为所谓的器官保留治疗，其成功率与存活率可与手术相比。此类癌症包括咽喉癌、颈部段食管癌、前列腺癌、肛门癌、有麻醉风险的早期肺癌等。

还有些情况，放疗（或加上化疗）的效果优于手术，最典型的例子就是鼻咽癌，因鼻咽癌位于头颈部深处且肿瘤常严重浸润周边正常组织，甚至淋巴转移广泛，所以手术完整切除的难度极高，所幸鼻咽癌对于放疗非常敏感，放疗已成为局部区域性鼻咽癌的一线治疗。也有其他癌症接受放疗后，效果优于手术治疗，故在治疗准则中，放疗同样被列为主要治疗方式，例如ⅡB期（含）以上的宫颈癌、Ⅲ期无法手术的非小细胞肺癌、高风险前列腺癌、颅内生殖细胞瘤等。

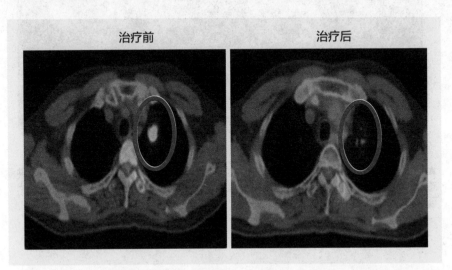

▲ 图 1-6　70 岁女性肺癌患者（左图圈起），患者肺功能不佳，无法开刀，进行 6 次放射手术疗程。治疗后只剩下炎症反应（右图圈起），肿瘤控制良好

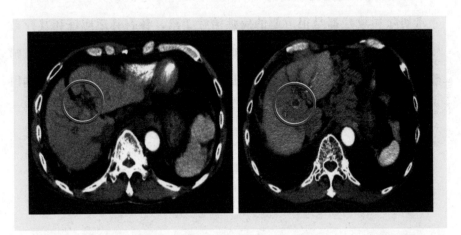

▲ 图 1-7　50 岁男性肝癌患者，无法进行手术或射频消融治疗。进行放射手术治疗后（左图圈起），剂量精准落于肿瘤，犹如打靶一般（右图圈起），只剩下照射痕迹，肿瘤迄今完全消失

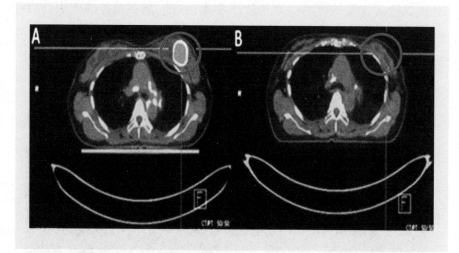

▲ 图1-8　拒绝手术而拖延病情的乳腺癌患者，进行同步放化疗治疗。治疗前肿瘤超过5厘米（左图圈起）。放疗后，肿瘤完全消失（右图圈起）。患者未进行手术，至今5年未复发

　　综上所述，回到原本的问题：放疗不能取代外科手术治愈癌症？答案是，大部分情况是优先选择手术，但在某些情况下放疗优于手术。**外科手术切除和放疗都是很重要的癌症治疗手段，各有其适应证和其疗效较佳的癌症种类，也各有其优点和不良反应，依照治疗准则，遵从医师建议选择适当的治疗方式才是王道。**很多人因不了解或有先入为主的思想，导致恐惧或排斥特定治疗方式，并非患者之福。

6 化疗不良反应大，该方法已经过时了吗

【正解】化疗虽不良反应大，但这种治疗方法并未过时，只要针对不同病情适度减少药物使用剂量或搭配其他疗法，不但不影响原本疗效，而且不良反应可控。

癌症的化学药物治疗于20世纪40年代始于淋巴瘤的治疗，我的老师曾说，世界最早的癌症中心在非洲的赞比亚，由Burkitt（伯基特）医师创建，为了"多科合作"治疗一种特殊的头颈淋巴瘤而成立了世界最早的癌症中心，便于整合各种治疗，包括手术、化疗、放疗等。化疗在1970年后逐渐成为癌症治疗的主角，直到21世纪初才慢慢退出霸主地位。目前全世界大药厂，化疗药物只有针对肺癌的力比泰挤入前十，其他九名均已换为标靶药物。但接受化疗的患者数量以及其地位仍然不会坍塌，反而更加导向化及纳米化。

无疑，化疗对于某些癌症为治愈性疗法，如淋巴瘤、白血病、精原细胞癌、绒毛膜癌，大部分的儿童癌症及小部分的小细胞肺癌等。有效的化疗能迅速缓解症状，延长寿命。配合手术或放疗，化疗在联合疗法中也扮演着协同作战的角色。但大部分Ⅳ期肿瘤，化疗的效果或许不持久，大概半年之内会失效，之后化疗的角色就是"姑息性"的了，目的是缓解症状，以争取一些时间。如果一线化疗失败，二线或三线之后的化疗通常比起完全不治疗组也只能增加3个月的寿命而

已。所以能否一定要在末期拼化疗，由癌症种类决定，像乳腺癌、肺癌、大肠癌等，若再加上标靶药物一起治，值得拼到三线甚至四线以上；但化疗效果普通的癌，如胰腺癌、肝癌、食管癌等，二线还可以，三线以后最好另寻他法。主要原因是化疗的不良反应较大（见图1-9），三四成患者有恶心、呕吐、疲倦及白细胞降低等不良反应，对于年纪大、营养差，同时做放疗，以及易感染的患者，治疗时要特别小心。

懂得减量远比使用G-CSF（可用于治疗因化疗引起的中性粒细胞减少）更重要。当患者白细胞严重下降且伴有发热，就一定要用抗生素加G-CSF以达到治疗目的，且下次化疗一定要减量，千万别硬碰硬。化疗引起的感染发热率为10%～20%，败血症致死率高，是大家最害怕化疗的地方。其他不良反应可以有各种药物帮忙，不至于有生命危险。整体而言，化疗的不良反应是经验丰富的医师可掌控的。

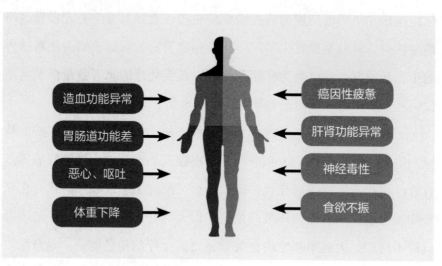

▲ 图1-9　化疗可能出现的不良反应

医患沟通最重要的工作是告知患者治疗的目标是"治愈性的""增加存活期的"还是"姑息性的"。如果仅是姑息性的化疗，一线化疗失败后就不一定继续后面的化疗了。加强剂量的化疗仅对少数癌症有效，但加上标靶药物的化疗通常效果较佳，如果费用无虞，一线就拼化疗加有效的标靶药物治疗即可。目前，乳腺癌、大肠癌、肺癌、淋巴瘤皆已有效果不错的合并疗法，否则二三线后再加上"好药"往往徒劳。

另外，有个数字值得深思，生命末期最后2周，有10%的患者还在化疗，60%的患者在最后2个月还在化疗。仔细想想，医师或患者其实都应该反省为什么不能降低此数字？有篇文章用到一个词——"囚徒的困境"，就是患者一味要求得到治疗，否则会很焦虑；而医师若不给予患者某些治疗，就会感到很无力且充满罪恶感。其实双方说开了就好。的确，治疗预示着希望，但如果告知患者治愈的机会并不大，家属还想再试，医师又能小心从事，自然是两全其美。希望读过本书后，医师能采用更适合患者的疗法，包括电热疗法、细胞免疫治疗及提升"自愈力"的疗法等，以帮助患者。

7 局部治疗无助于转移性癌的控制吗

【正解】在许多情况下，局部治疗有助于转移性癌的控制。转移性癌的治疗，除全身性抗癌药物之外，若加上局部治疗，有助于癌症控制。

　　传统观念认为，转移性癌的主要治疗方式就是全身性的抗癌药物治疗（包括化疗、标靶治疗及免疫治疗等），这是正确的，没有争议。但是对于转移性癌来说，局部治疗（例如手术或放疗）是不是也有其正向作用，则是一个值得探讨的议题。在过去，全身性的抗癌药物治疗大多局限于化疗，往往效率不高、不良反应大，因此化疗作为转移性癌的主要治疗方式的时代，局部治疗的作用亦难得到确认，例如辛辛苦苦做了手术切除或放疗，但其他部位因化疗效果有限而长出了新的转移病灶。所以一直以来，局部治疗常被认为无助于转移性癌的控制。然而，随着抗癌药物的发展和进步，近年来已有越来越多研究指出，**转移性癌的治疗，除全身性抗癌药物外，若加上局部治疗，有助于癌症控制。**

　　十多年前，标靶治疗的发展让转移性癌的治疗进入了一个新时代，至今都仍陆续有新的标靶药物问世，其针对特定分子打击癌细胞的生长与扩散，进而有效控制转移性癌。标靶治疗较传统化疗效率高，且不良反应能为大多数患者所接受。

化疗药物研发虽然进步缓慢，但也有效果类似但不良反应较小的新一代化疗药物的出现。这些都提高了转移性癌的控制，甚至可延长患者的存活期。然而无独有偶，经过几个月的抗癌药物治疗后，往往会产生抗药性，即使标靶药物也是如此。其实并不奇怪，这只是反映了癌细胞的异质性，同一个患者身上的各个癌细胞彼此之间的突变状态往往不尽相同，对单一治疗药物的效果当然也不一样，因此暂时压制住了主要的势力，过一段时间（也许是几个月），另一个不受控制的势力就逐渐抬头并以癌症恶化表现出来。此时聪明的人就会思考，是不是可以加上局部治疗以便更好地控制这些潜在的或蠢蠢欲动的势力呢？

2016年《柳叶刀肿瘤学》（*Lancet Oncology*）就发表了一篇重要研究，转移性的非小细胞肺癌患者，若其转移部位不超过3处，在标准一线的标靶治疗或化疗后若肿瘤未恶化，将患者分为两组，一组加局部治疗，另一组不加局部治疗，结果发现加局部治疗一组的肿瘤控制较佳。同样，2016年《临床肿瘤学杂志》（*Journal of Clinical Oncology*）针对转移性前列腺癌患者的一项大型研究指出，除了标准的激素治疗作为全身性治疗以外，若对原发的前列腺部位加上局部放疗，可大幅延长患者的存活期。

一个早已为人所熟知的经典例证：因血脑屏障的缘故，大脑一直是大多数化疗和前几代标靶药物浓度较低的部位，因此脑转移的控制一直都需要放疗或手术等局部治疗来协助处理，这被称为全身治疗和局部治疗的"空间合作"。尤其现在癌症治疗已进入免疫治疗发展的时代，放疗和电热疗法这两种局部治疗被认为可以诱发专一性抗癌免疫力，在2017年《柳叶刀肿瘤学》已有研究发表，经过放疗再接受免疫治疗的全身肿瘤控制的患者，其存活率普遍较高。

对转移性癌来说，全身性的抗癌药物治疗效果越好，局部治疗越重要。有越来越多的证据指出，我们不应忽视局部治疗在转移性癌控制的重要性，甚至在免疫治疗的时代，局部治疗（包括放疗和电热疗法）的作用可能更容易转化为全身性的抗癌免疫力。转移性癌分为2种：一种为寡转移，转移发生在3个器官内，一共不超过5个病灶；一种为广泛性转移（胸腹水、骨转移等）。寡转移初期的患者，通过全身性治疗加上多靶点放疗，治愈病例并不少见。

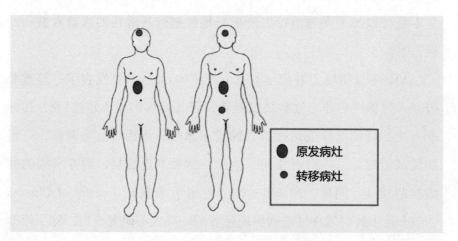

▲ 图1-10 ≤3个器官，＜5个病灶的寡转移，通过多靶点放疗，治愈的机会并不少见

8 基因病理检测能帮助找到精准标靶药物吗

【正解】基因病理检测未必能找到精准的标靶药物。

人体30亿个DNA序列每天在不停复制，一天出错数万次在所难免，绝大部分都被修复，少部分错误被留下来。一般细胞都有很多的突变机会，但其中重要性差别很大，并非多个微小不正常加在一起就变成大问题，而是某一突变处于重要交通网络的枢纽位置，一旦出错将导致严重后果。一般的蛋白突变后，可有相关的蛋白取代部分功能，或有另外路径能绕过缺陷。某些癌细胞由于其他支援的蛋白也有突变，因此绕不开这个死穴。当针对死穴发明的药物点中此标靶，死亡的信号比活下去的信号更强烈，此基因突变称为"驱动突变"，驱动基因被抑制称为"癌基因休克状态。"

为什么癌细胞会变得如此依赖此突变的蛋白？因为正常细胞活下去的信号比促死信号健全，因此不会因为某个基因功能下降就趋向死亡；而癌细胞死穴若受到抑制，那促死信号就会强烈发送。癌症治疗最大的突破就在于通过基因检测找出突变点，如果该突变点为死穴，那所研发的药物就非常有用了，往往比化疗更有效。

标靶治疗最早的药是格列卫（Gleevec），一开始的临床试验就有惊人疗效，彻底颠覆了标靶药对比化疗的差别，2001年通过美国食品药物管理局审批后，各类标靶药如雨后春笋般出现了。几个重要的基

因相对应的药物已彻底改变了癌症治疗的观念和手段。表1-3、表1-4
为台湾常用标靶药物。

表1-3 台湾常用标靶药物（小分子药物）

变异基因	药物名称	使用时机
表皮生长因子受体（EGFR）	吉非替尼（易瑞沙）Iressa® 厄洛替尼 Tarceva® 阿法替尼（吉泰瑞）Giotrif® 奥西替尼（泰瑞沙）Tagrisso®	第一代肺癌标靶药 第一代肺癌标靶药 第二代肺癌标靶药 第三代肺癌标靶药
ALK	克唑替尼（赛可瑞）Crizotinib® 阿来替尼（安圣莎）Alectinib® 塞瑞替尼（赞可达）Zykadia®	第一代肺癌标靶药 第二代肺癌标靶药 第二代肺癌标靶药
BCR-ABL	格列卫 Gleevec®	慢性髓细胞白血病，胃肠道基质肿瘤
多重激酶抑制剂	索拉非尼（多吉美）Nexavar® 舒尼替尼（索坦）Sutent® 阿昔替尼 Axitinib® 瑞戈非尼（拜万戈）Regorafenib® 达沙替尼（施达赛）Sprycel® 帕唑帕尼 Votrient®	肝癌，复发甲状腺癌 肾癌 肾癌 转移性肠癌，复发肝癌 慢性髓细胞白血病 肾癌、肉瘤
蛋白酶抑制剂	硼替佐米（万珂）Velcade®	多发性骨髓瘤、淋巴瘤
BRAF 抑制剂	威罗菲尼 Zelboraf®	黑色素瘤
mTOR 抑制剂	替西罗莫司 Torisel® 飞尼妥 Afinitor®	乳腺癌、肾癌

表1-4 台湾常用标靶药物（抗体类）

变异基因	药物名称	使用时机
表皮生长因子受体（EGFR）抗体	西妥昔单抗 Erbitux® 帕尼单抗 Vectibix®	头颈癌、大肠癌 大肠癌
HER-2 抗体	赫赛汀（曲妥珠单抗）Herceptin® 泰立沙（拉帕替尼）Tykerb® 帕妥珠单抗 Perjeta® 曲妥珠单抗 Kadcyla®	乳腺癌、胃癌 乳腺癌 乳腺癌 乳腺癌
血管内皮生长因子（VEGF）抗体	阿瓦斯汀（贝伐单抗）Avastin®	大肠癌、肺癌、乳腺癌

第二代基因检测技术（NGS）发展迅速，能快速地全基因解码，通过大数据分析，全面了解可能有用的药物。生物标记包括预后判断（生存期相关）或预测判断（可能对某药有效）的指标，由于是个体基因，当然也可以说是个体化的精准医学。除了昂贵的基因解码最为详细与准确外，事实上，医院通过传统的病理切片和组织染色法已能粗略并快速地找出合适的药物，如乳腺癌常见的 Her2指标，肺癌的ALK，胃肠道间质癌的C-kit以及免疫治疗常用的PD-L1，若是为了了解特定基因更细致的突变点，就必须借助基因检测。其实，单一基因特定药物由有效变成无效，常常是因为发生了新的突变点。

由于基因突变发生率远高于可用的药物，如果为了找已知的那几种标靶药而做基因检测，其意义远不及借此找到更有效的治疗策略。针对一系列预后相关的基因做检测，给予一个基因表达分数，作为临床医师是否推荐该治疗的指导。例如检验21个基因，用在早期阳性淋巴未转移的乳腺癌是否需要化疗的参考，或是用来指导前列腺癌手术后是否需要追加放疗等的决策参考，都有商品化产品，这种检测似乎更有用。

由于第二代基因检测技术可筛出上百个基因突变点，这些突变就算是生物学上有意义，目前临床上能用的药也并不多，约有20%。另外，有些疾病决定于基因表达，即使没有DNA突变，由于包覆在基因外面的蛋白质结构发生改变，从而影响蛋白质生成的转译，让蛋白质不表达，一样会影响功能，但基因检测不一定检测得出，所以是否需要在癌症早期就以基因检测作为用药指导的手段，目前许多研究还在进行中，尚未有定论。

总之，**基因检测针对独特的基因缺陷而设计出来的药物就是精准医学的意义，但是，因为医疗经济效益不高，以及药物发展不够快，想要全面应用还不太可能。**例行性的做第二代测序，少部分人可以从中找到药，但若想都做，即使大型医院或保险公司也无法做到。虽然单独找药的好处有限，但仍有以下2个作用：

（1）**找免疫机制的药。**通过检测高肿瘤突变负荷，如MSI（微卫星不稳定）或dMMR（错配修复缺陷）就很高效。因为免疫治疗对此"靶"几乎是全面有效的，可以预测各种癌对免疫治疗的效果。免疫治疗的效果持久，所以很容易证明其延长存活期的功效。

（2）**检验出双杀基因**（Synthetic lethal gene），同时前后呼应两个基因缺陷，如此造成一个致死信号，使治疗有效。目前BRCA1/2突变与DNA修复酶（PARP）类药物抑制剂具双杀特性，BRCA1/2失去功能会增加一种标靶药PARP的疗效，因为BRCA1/2负责双链DNA受损的修复，而PARP负责单链DNA修复。或是两个看似不够好的药，用在一起却因为双杀而变得非常有效。有时一个基因缺失会造成另一种治疗有效，称之为附带性致死（Collateral Lethality）。其中热疗法就有一个妙用，因为BRCA蛋白容易受热破坏，所以，接受该治疗后再加上PARP抑制剂，就等于患者发生BRCA突变，其治疗效果很显著。

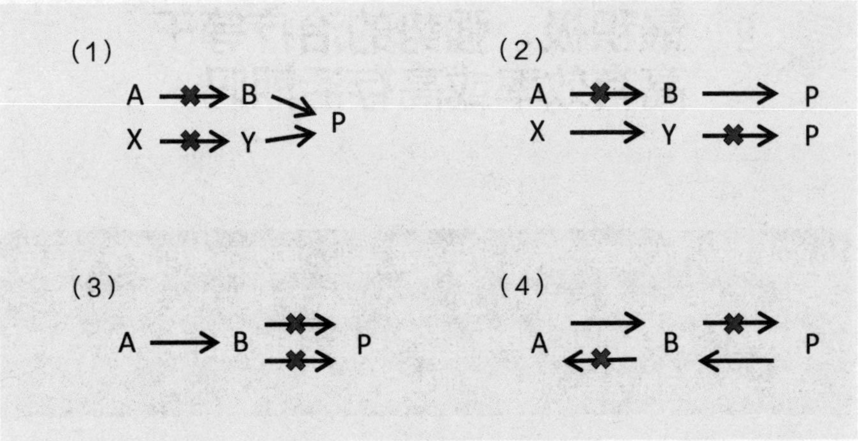

▲ 图1-11 合成致死（双杀作用）：四种方法前后抑制能让 A 变成 P，使肿瘤受到前后夹杀。A、X 代表上游原料，B、Y 为中间产物，P 为最终产物。需要两项基因缺陷，以四种方法连续打断原料及中间产物过程，确保终产物无法生成

9 最积极、强势的治疗等于高有效率或高存活期吗

【正解】高"有效率"未必等于高存活期，因为患者可能在数月后恶化而无法实现高存活期。反之，某些标靶药物或免疫治疗初步"有效率"不一定理想，但是能让癌症处于相对稳定的状态，如慢性病一般，因而达到延长存活期的目的。

关于肿瘤治疗的疗效，有很多不同的专有名词，这也代表了不同层次的疗效评估方式，常见的包括有效率、疾病控制率、无恶化存活期和存活期。一般人往往不了解个中差异，也容易对其产生误解。

所谓的有效率，是指在治疗后，客观测量肿瘤的尺寸大小变化，统计其中客观标准下肿瘤缩小的比率。最常使用的是实体瘤疗效评价标准（RECIST准则），简单来说，若肿瘤全部消失至影像检查不可见，称为"完全反应"（简称CR）；若肿瘤最大径减少至少30%，则称为"部分反应"（简称PR）；若肿瘤最大径减少不超过30%或增加不超过20%，则称为"稳定疾病"（简称SD）；而若肿瘤最大径增加至少20%，则称为"恶化疾病"（简称PD）。其中CR加PR的百分比即所谓的有效率，把CR、PR、SD都加起来的百分比则称为疾病控制率。

然而，肿瘤变稳定、缩小甚至缩到看不到，是不是就一定代表可以一直维持？不一定。在影像检查上看得到的肿瘤至少有10^9个癌细胞，换言之，看不到只表示癌细胞残存数量小于10^9个，仍有一部分患

者的肿瘤会再次恶化、转移甚至导致死亡。当然，也可能有一部分患者的肿瘤确实被长期稳定控制甚至治愈，此时，就每个患者肿瘤被控制的时间和实际存活的时间进行统计分析，可以得到无恶化存活期和存活期的统计指标。

一般来说，高有效率有机会带来延长无恶化存活期或存活期的最终结果，所以在研究特定治疗的疗效时，往往会先计算其有效率，因为一般只要开始治疗3个月左右即可先行评估有效率，可先得到初步的疗效分析报告，不像无恶化存活期和存活期，可能必须等到1年甚至2年以上才能得到有意义的统计结果。某些癌症的化疗反应即是典型的高有效率，但是否是高存活期的治疗，也因癌症种类和患者病情状态不同而产生差异。也有些高期别癌症，开始放疗时效果很好，却因为"斩草没除根、春风吹又生"，数月后在没照射到的微小转移处发生大范围恶化而无法达成高存活期的最终目标。也有些癌种如小细胞肺癌，往往对化疗的初步反应很好，但在化疗疗程结束后常见到在局部迅速复发。若能在化疗期间加上有根治效果的放疗，就可有效提高存活期。相对地，某些标靶药物或免疫治疗初步的有效率虽然不一定很好，却不容易受治疗的不良反应而能相对长时间使用或对部分患者有持续性的效果，让癌症处于相对稳定的状态，因而得到延长存活期的目的。

总体来说，高有效率不一定等于高存活期，但若治疗强度尽可能达到"除恶务尽"的程度，高有效率有可能进一步转化为高存活期；若该治疗的效果在于长期稳定控制、让癌症变得像慢性病，虽不一定有高有效率，却仍有可能带来高存活期。

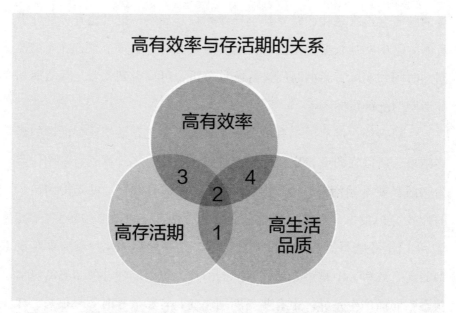

▲ 图1-12 癌症的治疗，以延长存活期同时保有最佳的生活品质为最优先。快速见效的顺位反而在生活品质与延长存活期之后。1其实最重要，2其次，3和4都不是最好的

10　越新越贵的药治疗效果越好吗

【正解】越贵越多样的治疗未必越有效，只有最适合患者的治疗方式才是最有效的，而该方式未必很贵，也未必多样。

随着医学不断进步，很多新的治疗方式获准上市，尤其是抗癌药物治疗，这是癌症患者的福音。每一种抗癌药推出时会有其获核准使用的特定适应证，例如哪种癌症、第几期、有无某种分子特征、是否需与其他治疗合并使用等。然而抗癌药刚上市的时候，医师虽可开具治疗处方，但患者必须自费，新疗法也预示着高花费。

现在媒体资讯相当发达，患者常会主动询问是否可以使用新的治疗方式。医师当然也求好心切，会用自己的专业来判断患者是否可以接受新疗法。医师也可能在传统治疗准则建议的标准疗法之外加上新疗法，期待能有更好的疗效。在此种氛围下，患者负担癌症治疗费用有越来越高的趋势。

但问题来了，是否真的越贵越多样的治疗就越有效呢？有可能，但不一定！一定要很小心地评估使用，毕竟医疗本质就是不断尝试，靠临床研究的发现与结果而一步步地改善，有时也会跌跌撞撞，但这就是医学进步必经的历程。**一种治疗要达到延长癌症患者存活期的前提就是"有效改善肿瘤控制，并注意不良反应会不会抵销掉其好处"**。举一个例子，弥漫型大型B细胞淋巴瘤在过去一直是用鸡尾酒式的多种化疗组合来治疗，不良反应很多，但加上针对B细胞的单株抗体标靶药物后，虽然也增加了一些额外的不良反应，疗效却大幅提升。还有一个例子，局部高风险的恶性肉瘤在手术前化疗时结合热疗法，使肿瘤生长得到控制，不良反应增加不多，好处高过不良反应。

再举一个反例，多年前，医学界对咽喉癌在化疗合并放疗之外，发展出了一种针对表皮生长因子受体的单株抗体标靶药物，可单纯用放疗增强疗效，不一定要合并化疗，让患者多了一种选择。然而，医学研究的先驱们很快进行了另一个临床试验，在加速放疗合并化疗之外再加上该标靶药物，结果令人大失所望，加上该标靶药物的疗效不但没改善病情，还加剧了炎症反应，进而造成主要的放疗更容易被迫中断，完全没好处。医学史上还有很多类似的正例、反例，医学界应该会持续辨证，并找出更好的治疗方式。

现在方兴未艾的免疫治疗是全自费的，非常昂贵，但也许真的太贵了，除了符合原始核准的使用方式之外，有时医师会降低免疫治疗剂量（少些花费）并合并传统化疗或标靶治疗，进行中的临床试验也有类似的做法，理论上可行，但仍需要进一步的临床研究结果证实。顺带一提，有一项非医学本身的顾虑也逐渐被重视，称为"财务毒性"，即太多新药的费用高昂，已造成很多患者负担不起。在美国，医师与患者间有个默契，患者愿意花费约5万美元来延长一年有品质的生命。这提醒了医师们应尽可能提供适合每个患者病情且在合理范围内可负担的治疗选择。

任何治疗方式只有适不适合，没有固定的最好疗法，更不是越贵或越多样的治疗就是好的。再强调一次，只有适不适合！也许等精准医疗发展更加成熟，未来可以有更可靠的资讯来帮助患者选择最适合的治疗方式，而不需要再像赌博一样，在疗效不确定的情况下使用过多的不一定适合自己的自费治疗。

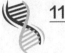

11 对晚期及年长的患者就应该选择安宁缓和治疗吗

【正解】1. 对年长患者不宜立刻选择安宁缓和治疗，应考虑放疗的有效性。2. 对晚期患者不宜立刻选择安宁缓和治疗，应评估是否为"真的晚期"。

　　一半以上的癌症发生于65岁以上的长者。我们都听说过"未老先衰"或是"老当益壮"，真正的年龄与身体功能年龄是有差距的。评估老年人要依据运动功能、认知功能、共病状态、营养状况来决定治疗的积极程度。老年人的确对各种治疗的耐受力较低，包括手术麻醉风险及化疗的全身性毒性等。对于放疗，由于老年人照射范围较小，不良反应相对较少。一般而言，有经验的医师会用较保守的疗法来治疗老年患者，比方说用放疗取代手术。而放疗也只针对主要肿瘤照射，不需要扩大范围，例如，将可能的淋巴转移走向一网打尽式疗法的传统策略不予采用。

　　早期癌若能做手术，也采取比较保守的手术，如局部切除、内窥镜切除等。原则上，较大手术种类如食管癌、胰腺癌、肝癌等，尽量以放疗代之。转移性癌症需要化疗的，也要予以必要的减量，因为老年人的肝肾功能代谢较差，血液中药物浓度可能较高。如果能用"节拍式化疗"（低剂量每天口服化疗±定期中低剂量注射）最好。当然，有标靶药可用者以标靶药优先，但也常要减量。我们有很多超过85岁以上的老年患者，尤其是前列腺癌患者，对这群人来说放疗可以完全取代外科手术。

不少无法手术或不愿手术的乳腺癌、肺癌、食管癌、肾癌、肝癌、直肠癌的年长患者，完全未做手术而用放疗成功治疗，所以也别轻易有"不能开刀就选择安宁缓和治疗"这种错误想法。老年人很多固体肿瘤常常不易扩散，只要把局部放疗做到位，可以不化疗而达到治愈的目的。因为放疗造成全身不良反应相对小，而局部不良反应，若能控制好剂量与范围就能相对安全。

放疗医师要懂得适时中断治疗，让患者休息一下，结合给予一些口服药物，不仅控制率不输给连续治疗，不良反应也能大大降低。此点非常重要，尤其是年纪大的人有不少患有肺气肿，也易产生放射性肺炎，治疗时要非常小心。治疗老年癌症患者最能反映放疗的优越性。

随意选择安宁缓和治疗是一种消极行为，除非已认真请教过肿瘤专家，否则不管是医护人员、患者或患者家属，都不要轻易决定逃避治疗，也许有一天会因为偏见而后悔。社会资源给安宁缓和治疗的消极支持力度若大过给予"研究改进"的积极力度，未尝不是一种无作为，对医学发展及患者都是不利的。

有好几个类似的病例，其中有一位令人印象深刻的患者老太太，曾因乳腺癌做过手术及化疗，虽然很辛苦却也熬过来了，几年后，肺部发现一个肿瘤，一般正常的医疗程序是想办法排除她是否又得了另一个早期肺癌的可能性，而不是一下子就认定患者是转移性的Ⅳ期乳腺癌。因为如果是另一个早期肺癌，她可以通过内窥镜手术或放疗而"再度治愈"。如果大家都态度消极，就可能把她当成末期癌症患者而不作为，她的家人就会因为"不忍看妈妈很痛苦"而主动召开家庭会议，希望她"安宁缓和治疗"。而我确诊患者是另一个早期肺癌，经过内窥镜手术后的确"再度痊愈"。所以不要看到老年人就骤下"安宁"的决定。许多痛苦在彷徨时会被夸大，乐观面对一切最重要。

12 自然疗法真的无不良反应吗？真的无效吗

【正解】无不良反应的自然疗法当然有效。自愈力的中心思想是"激活免疫力"与"抗炎"，在不放弃正规医学治疗的基础上，积极寻求各种方法，如饮食调整、静坐、瑜伽、中医等方法，来达到抗炎的目的。

自愈力是一个伟大的力量，应该善用。许多爬行类断尾求生后尾巴还能再生，高等动物虽然做不到"断尾"，但器官移植、人工器官的研究发展迅速，总有一天人类会比动物还要厉害。自愈力是一个潜在的巨大力量，任何治疗千万不要超过正常细胞的自愈力，否则毒性过大的治疗会对身体造成严重损伤。因为癌细胞与正常细胞相似，所以"赶尽杀绝"的方法不可避免地会伤害正常细胞，无不良反应的自然疗法，就是舍弃"杀灭法"而采用"共生法"。

共生法可能不合现代医学的"典范"，但事实上，地球之所以有真核生物，是20亿年前与细菌等原核生物共生的结果。大部分细胞的线粒体都是远古前共生的细菌所留下来的证据。细菌演变成为线粒体，利用宿主细胞繁衍下一代；细胞则利用线粒体作为发电厂，减少搜寻能源的损耗。我们所谓的共生，最重要的本质是恢复我们每个细胞里共生的线粒体，从而健康起来。癌细胞的线粒体是最不健康的，是造成细胞恶性改变的主因之一。

而细胞与细胞间的共生，则是为了降低炎症反应，因为炎症反应就是一个"排他"的概念；相对应，抗炎就是"修复""再生"的概念。器官与器官之间的共生，通过神经内分泌与血液间各细胞分泌的物质的沟通来达成。真正的外来生物与人体共生就是通过肠道菌群达成的，这些菌群与人体从出生开始就共生着。共生的平衡若被破坏，自然会导致炎症反应、退化以及癌化，这个观念为本书的重点，在后面的章节会再次讨论。

　　我们先来看降低治疗的不良反应是不是对的。事实上，化疗界过去30年对剂量仍然很坚持。抗癌药虽已由化疗药走向标靶药，由标靶药走向免疫治疗药，无一不证明研发毒性更低的疗法可伴随更好的效果。新一代的化疗如抗体导向化疗、纳米化的化疗药已然问世，强度调控的放疗已在临床使用超过20年，无一不是向低不良反应发展。免疫治疗比起化疗，在肺癌中显示只有1/3的毒性，但延长了60%的存活期。所谓不良反应大，说明癌细胞杀得多、效果好，这是错误的医疗观念。但反过来，认定没有不良反应的自然疗法就是最好的疗法，也是错误的。正确的看法应是，采用不良反应小的现代疗法辅以"自愈疗法"。

　　什么是自愈疗法呢？自愈疗法非自然疗法，前者是知道为什么而积极面对，但绝不放弃正规医疗；后者是不知道为什么，只想消极地逃避正规医疗的不良反应。**我认为自愈力的中心思想是"抗炎"。患者在饮食上应避免过食红肉、加工肉制品、精白米面及甜饮料等易促炎的食物，并配合运动。**

　　已有不少临床证据显示，适量运动能改善生活品质，有降低炎症、减轻疲惫、提升肌力等好处。调节身心的训练，包括静坐、冥想、瑜伽、太极等，也有很多临床证据支持其益处。抗炎的饮食包括蔬果等富含天然多酚的食物，好油脂类如鱼油、亚麻子油等。另外，减重也是有效的抗炎手段。但改吃全蔬果、严禁食用动物蛋白等方法，未有可靠的临床证据支持，并不鼓励。

吃下的食物都会经过肠道，肠道菌群是人体产生炎症物质或抗炎物质的大本营。一个好的"自愈疗法"或是"共生疗法"不可能忽略肠道菌群的重要性。甚至，个人认为中药之所以有效，其实真正的原因可能跟改变肠道菌群有关。因为植物萃取物的有效浓度在细胞及动物实验虽然显示疗效明显，但平常所服中药量不太可能达到实验中的血液浓度。然而，只要少量的中药就足以通过口服途径加强或减少某些特定的肠道菌群，此点是非常可能的，同时，绝大部分宣称"抗癌"的中药都是清热类中药，此类中药已被证实有很好的抗炎作用。

自然疗法、中药疗法应该被想成是提升自愈力的自愈疗法和抗炎疗法，目的是用于正规医疗的辅助性治疗，以降低不良反应，改善炎症反应，且应有"1+1＞2"的效果。医师不应以"没有三期临床就不可信"这种牢笼式的理解态度自我设限，正如医师都知道吸烟、空气污染、酒精可能与癌症复发有关，但因为禁不了、改善不了而放弃，但对患者寻求另类疗法就暴跳如雷，也是种不健康的心态。

表1-5 正规医疗配合自愈疗法的优点

正规医疗 / 自愈疗法	
并用的优点	单用正规医疗的缺点
1. 能降低不良反应	1. 不良反应大
2. 兼顾抗炎	2. 发生过度炎症反应
3. 患者接受度高	3. 身心难以接受
4. 多靶点，多功能	4. 破坏体内恒定状态

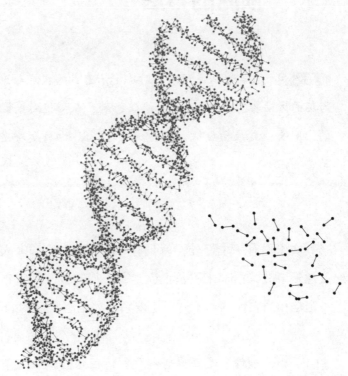

Chapter 2

自己的癌症
自己救

难症轻治，对决不如共生。用简单的工具、高性价比的方式激发出自愈力，在效果、不良反应与生活品质间寻求平衡。

1 了解自己的真正病情，简单判断预后的方法

健康解读：简单的判定预后，对决定治疗策略极有帮助。判断预后好坏的方法推荐以下4种：体能状态好、血液里淋巴细胞占白细胞的比例高、炎症指数低、营养状态好。以上4种是决定自愈力强弱的重要指标。

其实患癌有一个好处，就是有时间面对自己和家人，不像心肌梗死或意外事故，话都来不及说就走了。得知被医师宣布得了癌症，自己一定是相当震惊的。不过一定要镇定，了解自己的病情很重要。

（1）如何确诊？是否要再确定？请医师解释一下是什么癌，大概是第几期，情况有多糟，治疗目标是否为治愈性的，为什么这样治。

（2）回家与家人商量一下，上网查询相关资料，有无替代方法或医疗资源，了解医师的经验。

（3）找一个可信赖、也愿意和你一起讨论的医师。医师对初诊的患者很重要，不能开刀不代表不能治愈，即使是四期的扩散。

如果很直接地说"活不了多久了"，或是一听你想再去问问其他医师就显得很不高兴，通常是不易沟通的医师。能给你联络方式的医师会让你更放心。有许多临床试验的医师通常是大医院的意见领袖，如果不幸复发了，找他们更为合适。放射治疗科的医师多为二线，他

们的意见应亲自去问。有些内科、外科医师对放疗不太了解，告诉你的也不见得对。

判断预后是医师的重要责任。所谓预后好，即治愈率高、预期存活期长。若癌症患者能在自己理解的范围内了解自己的病情、简单判断自己的预后状况，将有助于客观并积极地对待癌症、接受治疗。临床上最怕患者一知半解，有些患者或家属一听诊断为癌症便吓得不知所措，或者直接妄下定论而放弃治疗，但其预后很可能相当不错，轻言放弃实在可惜。我们提供一些简单判断癌症预后的方法，希望能让癌症患者保持乐观和希望。

癌症分期是临床上最常用的判断预后的方法，现行最通用的分期方式为美国癌症联合会（AJCC）制订的标准，2018年已正式启用第8版，不同部位的癌症会有不同的分期条件，但多会依照原发部位（T），淋巴转移（N），远端转移（M）的有无、大小、数量、侵犯程度、范围等，分别先给予T、N、M的分期，一般T分期常分为Tis（原位癌）、T1、T2、T3、T4，N分期常分为N0、N1、N2甚至N3，M分期常分为M0、M1，有时视部位不同还有细分，如T1a、T1b、N2a、N3b、M1a、M1c等，最后再依照TNM分期的各种组合把整体期别分组为大部分人所熟知的第0、Ⅰ、Ⅱ、Ⅲ、Ⅳ期，第0或Ⅰ期预后最佳，而第Ⅳ期预后最差。

大致来说，若是第0、Ⅰ、Ⅱ、Ⅲ期，表示肿瘤还在局部或局部区域性的影响范围，顶多有局限的淋巴转移，治愈机会较高，临床医师多会建议积极的治愈性治疗，例如手术切除、根治性放疗、根治性同步放疗等，但相对的也需要承担较高的风险，可能会有不良反应或后遗症。因此只有在患者身体状况不太差的情况下，才适合接受治愈性治疗。若是第Ⅳ期的患者，表示肿瘤的影响范围较大，多半有较大范围的转移，但也不必太过紧张，因为分期是指同一种癌症不同侵犯扩散程度的相对预后，有些癌症即使是第Ⅳ期，预后也不算太差，或者对抗癌药反应佳而高过平均存活期。又比如头颈癌第Ⅳ期还分为ⅣA、ⅣB、ⅣC，但只有ⅣC才是真正发生了远端转移，ⅣA、ⅣB期治愈良好或长期控制的病例大有人在。

患者体能状况（PS）的考量，最主要是患者对于治疗所带来的不良反应的耐受程度，当然也会影响预后。临床上判断患者体能状况的指标常见的有ECOG PS和KPS（卡氏评分），由体能状态良好到不好，ECOG PS依序为0、1、2、3、4、5分，KPS依序为100、90、80……到0分。其中ECOG PS较为简单、一致性高，临床上较常用，也适合患者自行判断。一般≤2分才能接受积极的治愈性治疗。

ECOG PS 0＝无症状，正常活动。

ECOG PS 1＝有症状，但几乎可正常行动，对生活无影响。

ECOG PS 2＝躺在床上的时间占正常清醒时间<50%，仍可照顾自己。

ECOG PS 3＝躺在床上的时间占正常清醒时间>50%，只能简单照顾自己。

ECOG PS 4＝长期完全卧床，无法照顾自己。

一般而言，ECOG PS>2分，血液里淋巴细胞占白细胞比例<10%，中性粒细胞与淋巴细胞比例>5，炎症指数C反应蛋白（即CRP）与白蛋白比率>0.3，是最简单且快速的判断"预后不良"的指标。任何治疗没有办法改变以上持续变坏的趋势，应考虑改变治疗方法。另外，患者营养状态是否最佳化也要与炎症状态一起判别。例如，反映营

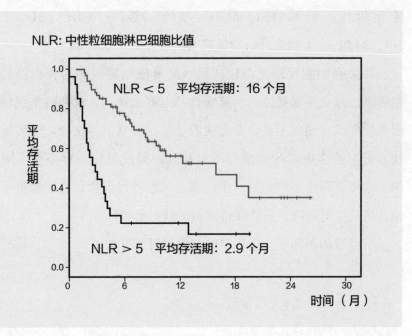

NLR: 中性粒细胞淋巴细胞比值

NLR < 5 平均存活期: 16 个月

NLR > 5 平均存活期: 2.9 个月

平均存活期

时间（月）

▲ 图2-1　在转移的黑色素瘤患者进行免疫治疗后发现：NLR 越高者，免疫治疗越不容易见效。平均存活期可以差 5 倍

养状态的白蛋白量必须结合淋巴细胞的数量一起看，才不会顾此失彼。

　　此外，对于肝癌患者，其肝功能也会很大程度地影响预后，所以肝癌常用另一套BCLC分期标准，除了纳入前述的ECOG PS之外，也加入了最常用的肝功能Child-Pugh评估指标，共同协助判断预后。Child-Pugh指标简单来说是以5项指标来评判肝硬化程度：血清白蛋白浓度、血清总胆红素（黄疸指数）、凝血酶原时间、腹水程度、肝性脑病变（肝昏迷）程度。依各项指标的异常程度由轻到重分别给予1～3分，所以总评分为5～15分，其中5～6分为A级、7～9分为B级、10～15分为C级。C级最为严重，1年存活期仅45%。然而Child-Pugh指标比较复杂，也有人发展出仅用血清白蛋白浓度和血清总胆红素来判断肝硬化程度，简称ALBI。ALBI≤−2.60为1级，−2.60＜ALBI≤−1.39为2级，ALBI＞−1.39为3级，3级最为严重。

如果癌细胞在原发部位或第一站淋巴结短时间内长得很快，早期癌刚治疗完原发部位，转移病灶马上就出现了，这两种情况代表肿瘤恶性度高，预后不良，要赶快改变治疗策略，尽快介入较积极的疗法。每个癌症患者的病情都不尽相同，即使是同一种癌症、同样分期，也可能存在不同预后，因此需要考虑各种因素，与医师进一步讨论，切莫妄下定论。只要保持乐观，就有希望！

有经验的医师有几个简单的判病预后的方法：

（1）是否已是ⅢB到Ⅳ期。

（2）病理的癌变恶性度。

（3）患者的身体状态。

（4）有无合并症。

（5）能否进食。

（6）患者的精神状态。

（7）喘与否。

统计资料不见得适合每一个人，所谓平均存活期不过是一个数字。医师所说"大约活多久"，通常是不可靠的。

2 接受治疗的通则

健康解读：Ⅰ、Ⅱ、Ⅲ期的癌症皆有治愈的机会，一定要定好治疗策略。Ⅳ期癌症要视情况决定策略，很难一概而论。过度治疗反而不利，适当、适量最好。在效果、不良反应与生活品质间要寻求一个平衡点。

面对癌症患者，我们通常先区分为可治愈性的和以延长寿命及缓解症状为主的两类治疗。我的老师教给我们的第一课就是"偶能治愈之，经常治疗之，永远照顾之"。当治愈是目标时，不良反应可以大些；但以缓解症状为目的时，不良反应就必须认真考虑。前三期无论能否开刀，皆有机会治愈。如果无法切除干净，要考虑先做低剂量放疗或化疗，以缩小肿瘤以及产生些许免疫力，再开刀。如果完全不宜手术，仍然有可能只靠放疗或化疗达到治愈的目的，不可轻言放弃。

目前癌症医疗准则几乎已将所有Ⅰ到Ⅲ期的病患治愈方法制订出遵行准则了，正规医院很少会有太不一样的做法。至于姑息性疗法，取决于根据什么文献证据、传统效果、医师经验、不良反应大小、费用多寡、个人身体状态、肿瘤的恶性度以及主治医师的见解与态度等，一般无治疗准则。每种药都有适应证，通常是药厂花巨资进行大型临床试验，即使已有文献指出该药可用在不同的情况下，但经济效益若不高，药厂也不会花钱再去申请适应证，此时医师拿来用在别的病或不同的方法，或使用不同剂量，就称为"适应证外使用"。由于癌症多样化，常要与其他药并用，这也是合理合法的。药厂不能给出适应证外使用，但医师可以自行判断使用，有时称之为孤儿药用法。例如抗抑郁药用来增加止痛药的效果，镇静剂用来止吐，许多药改为放在舌下含服吸收，各种抗癌药由动脉导管注射、腹腔注射、肿瘤内注射等，也有很多老药新用以增强治疗效果。许多需要患者自费的部分，医师要为其考虑更有效的"适应证外使用"，因为每个人面对束手无策的病情都会有很大压力。

过度治疗往往有反效果，并不等于高治愈率或高存活期

40年前，肿瘤医师治疗癌症都是讲求"彻底才有机会"，不论是手术、化疗还是放疗，现在回想起来都算过度治疗。现在对癌症生物学研究越来越深入，各种标靶药、低不良反应的用药或用法、低不良反应的治疗仪器和技术陆续研发出来。治疗癌症要先确定患者的风险，高风险的癌症治疗可以略积极些，低风险的癌症尽量保守些。尤其小儿癌症患者的放疗，非常重视不良反应引起的精神问题，对老年人也要用比较保守的治疗方式。这么多年来，在医学界的共同努力下，已经有许多降低治疗强度且不影响疗效的临床报告，相关研究已有许多，包括：

（1）手术后辅助性化疗做几次？

（2）放射剂量可以降低吗？

（3）能否只用一种治疗而不需要手术、放疗、化疗并用？

（4）具有特殊的生物指标是否可以减量？

（5）节拍式的化疗是否一样好？

（6）能否用标靶药取代化疗？

（7）提早用免疫治疗能否免掉化疗？

（8）能否用内窥镜手术取代传统手术？

（9）手术前放疗能否接着保守手术？

（10）能否施行可保留器官的手术？

（11）精准医学的基因检测判断是否可以免去化疗或放疗？

长得快的肿瘤的DNA容易受到化疗药物的攻击，所以即使有"毒"，被毒死的癌细胞还是比正常细胞多得多，但生长快的正常细胞组织如造血细胞、口腔黏膜、肠黏膜、头发、皮肤等，也相对易受伤害。虽然化疗不可避免会出现这些不良反应，但化疗不易引起疼痛，每种药的不良反应也不一样，不能一概而论。做完一轮化疗，通常等正常细胞恢复后再继续下一轮，连续几轮后有效率（肿瘤直径缩小超过30%）一般在40%~60%。可以说，化疗是过去几十年重要的癌症治疗方法之一。化疗很少单药物治疗，多合并2~3种药物一起用。化疗最让人担心的不良反应就是白细胞减少，引发感染和败血症，血小板过低引起出血以及其他急性不良反应，但不易恢复的长期不良反应较少见。放疗虽然是局部治疗，但每个组织都有放疗剂量的上限，被照射部分若超过组织承受的上限，会有不可逆的不良反应，比如皮下组织及肌肉纤维化、血管狭窄、食管和输尿管狭窄、神经病变、脊髓病变等。所以放疗医师要考虑不良反应的影响，保证5年内发生严重不可逆不良反应要<5%，否则宁可治不好，也不应增加剂量。放疗的急性不良反应大都2周内可恢复，所以没那么可怕。放疗最近有个全新的概念，叫"闪电"，即超高剂量的放疗——加大剂量、减少治疗时间，在此情况下，正常组织不会受伤，癌细胞却因为DNA活跃、耗氧而受伤。

在效果、不良反应与生活品质间寻求一个平衡点

小孩子、年轻人尽量追求治愈率，即使有不良反应也可以接受，因为复发毕竟是最大的不良反应！不过医师也不是神，已经尽力减量了，但个人体质往往才是决定不良反应的因素，在治疗前只能参考文献估量剂量，万一本次不良反应严重，下一次的治疗再减量还来得及，也不至于耽误病情。"越贵的药不良反应越小""越新的药就越好"其实并不正确，同样的，免疫治疗及标靶治疗也没有"剂量越大效果越好"的说法。

3 体内恒定很重要

健康解读：人体各系统以及各种生化反应通过反馈控制，相互维持着恒定的关系。尤其是免疫里阴阳两股力量为了保持动态平衡，适时地发挥功能，而用看似相反的方式作用于人体，并不断转换，以达到免疫恒定。

体内恒定指各系统间维持内部环境与外部环境的平衡，而这种平衡是在动态中维持的。例如，人类的体温彼此相近，身体通过产热与散热维持平衡。如果要让每个细胞都有生存的权利，供应氧气、养分及排出废物就是必需的，身体自有一套调节机制。人体需要反馈机制，细胞间信息传递是维持生化恒定的关键，依靠正向或负向的反馈。负向指的是刺激产生的反应反过来抑制刺激，反之亦然。人体负向反馈多见，比如体温、血压、血糖等；正向反馈较少见，如哺乳与乳汁分泌。

人体有许多复杂而相互牵制的机制来调节免疫反应的阴与阳。比如感染初期的免疫反应，是以先天免疫为主的炎症反应来清除细菌，当然炎症反应也可能造成宿主伤害，但这一伤害会慢慢恢复。若无法消灭细菌，免疫会在减少伤害与消灭"侵略者"之间寻求平衡，出现慢性炎症的状态。

免疫的恒定特别重要，但我们平常感觉不到，人体的免疫系统靠一线免疫和二线免疫（特异性T细胞）维持着与外界环境的平衡。比方说，肠道内寄居的细菌能够维持体内免疫恒定，最重要的一个动作就是阻绝外来细菌入侵。肠上皮细胞紧密连在一起，通过纤毛样突起增加吸收养分的表面积，肠道上皮生长快速，任何缺损会在第一时间修复，以免细菌入侵。人体最大的免疫细胞部队就在肠道，负责维持免疫平衡，太少的菌、不正常的菌群组合，会立刻被识别，从而影响体内衡定。所谓过敏就是"不常接触的某些菌相改变的结果"，我们观察到的只是免疫系统变得太过敏感，比如剖宫产出生的孩子，出生时未接触妈妈阴道内的菌群，容易出现肠道菌群不足而易过敏。某种菌过多，又可能引起过度的炎症反应。维持一定的稳定状态很重要！肠道是人体最大的免疫器官，有无数的记忆T细胞，菌群改变会立刻影响免疫平衡。**对于使用免疫检查点抑制剂的患者，我们常常会以电热疗法来治疗，以协助维持免疫平衡。这是一种相当先进的治疗概念。**

癌症就像一个无法被消灭的对手，给身体造成一个永不愈合的伤口，并持续发炎（慢性炎症反应）。期间可能有段时间还算平稳，到了后期，情况可能快速恶化。特定的细胞装备不同的武器，彼此相生相克，很难一分为二说它们是好还是坏。**平衡的杠杆之一是巨噬细胞**，巨噬细胞倾向促炎时为M1型，倾向抗炎时为M2型，促炎与抗炎若保持良好的平衡，一方面可治好癌症，一方面可减轻炎症反应。此平衡为动态的，医疗手段帮忙把病因完全去除，自愈力自然能再度平衡。就像艾滋病，一旦感染无法治愈，但若出现突破性的好药，一样能治愈。

炎症反应是人类最常见的病症（非病因）。发炎的目的是为了去除病因而发炎，持续修复与恢复要维持恒定，如果最后体内恒定未达成则继续生病。如前所述M2巨噬细胞、调节性T细胞（Treg）、抑制性T细胞、抑制性B细胞、纤维细胞都具抗炎能力，为了清理战场、战后重建而存在，称为"阳"（促癌力）；同时存在的炎性细胞及促炎因子如中性粒细胞、M1巨噬细胞、NK细胞，为一线作战士兵，称为"阴"（抑癌力）。发炎并非病因，而是病因（癌）伴随的正常现象。

树突状细胞（DC）对维持免疫恒定也非常重要，DC往哪个方向走，决定于面对什么样的环境。癌细胞让DC更倾向于促炎（阳），而不发生过激的免疫反应甚至是免疫耐受。DC受到特定病原体刺激后开始活化，活化的DC才会移动到淋巴结内再控制T细胞往哪个方向走。记忆T细胞为相对安静的细胞，利用线粒体制造能源，一旦开始活化又必须改变为糖酵解方式，才会启动活化。

DC一旦受刺激就必须先走糖酵解途经，而且在数分钟内发生，至少维持数小时，接着就要走线粒体代谢，如果完全没有线粒体的协助，将无法持续；如果最早期的糖酵解没有发生，DC活化以及之后的T细胞生长就不会发生。持续的糖酵解若没有线粒体的帮忙，DC或T细胞活化不久就会衰竭，所以代谢转换的恒定是维持正常免疫不可或缺的。**可以说，维持正常线粒体功能是抗炎及维持正常免疫功能的重要手段，这也是抗癌自愈力的效应机理。**

<u>4</u> 与癌共生胜过强渡关山

健康解读：与癌共生就是把癌症当作慢性病来治（低剂量，非毒杀的疗法），通过免疫机制也就是自愈的力量，将医疗手段的作用发挥到最大。

与癌共生，乍看像是一句口号，单方面的想与癌共生，那人家不跟你共生你能怎么办？其实这句话的意思是把癌症当成慢性病来治。众所周知，慢性病很少能治愈，但大家并不害怕慢性病。自从有了标靶药在某些癌症治疗方面的成功案例，再加上免疫治疗的突破，个人觉得与癌共生这件事越来越接近"典范移转"。所谓"典范"，是指大家皆认为本该如此，却深陷其中的各种"教条"里，目前的治疗典范仍然是标准常规方法，但假以时日，这一治疗典范会移转为治疗慢性病的概念。

等到末期癌症时再与癌宣战，强渡关山，事实上除了少数癌种外，大多数并非上策。长久以来，对于恶性程度低的淋巴瘤、前列腺癌及某些白血病，或是初期治疗就很成功的癌（直肠癌低剂量放化疗后就能完全缓解，不必开刀），医师会建议"停看等"的方法，而不用"除恶务尽，赶尽杀绝"的方法。问题是如何让癌症变得"恶性度更低"，是解决所有问题的核心。如果还没有一种标靶药物能够让癌细胞变得"恶性度更低"（即长得慢甚至"凋亡"），就可以尝试其他办法。

要挑战癌细胞，最好赶快杀死它，千万不要既杀不死它又去惹它，这样做反而会激起癌细胞的恶变。有时我们会发现原发肿瘤本来长得不那么快了，却因为一个手术、一场放疗或化疗，消失或缩小不久的肿瘤又扩散了。也就是说当原发肿瘤在那里时，多少产生或是"维持"某种"有用"的免疫力，虽不足以将大的原发肿瘤消灭掉（通过免疫平衡与免疫逃避，抗免疫的癌细胞会继续生长），但扩散的癌细胞会因为"免疫清除"及"免疫平衡"被压抑而不生长。一旦我们将大的原发肿瘤去掉，可能免疫松懈了，或是少了维持关键的"有用免疫力"，反而得不偿失。我想每一位肿瘤医师都有几个这样的病例，逼他思索到底为什么。

累积医学证据是一个漫长又花钱的过程。许多医师皆有"出乎意料的好效果"的个案在手上。我当然也有，有位年轻漂亮的女士是末期癌症患者，5～6个疗程就痊愈了。有经验的肿瘤内科医师手上皆有不少末期癌症患者通过标准治疗而治愈的例子；有经验的放疗医师手上也有远端淋巴转移复发，再度局部放疗而痊愈的例子；外科医师手上有更多这样的例子。但下面这位罹患骨癌的患者的例子就不多见了，化疗抗药，多线药物以及肺转移切除手术失败，竟然仅用低剂量半肺照射治疗10次，搭配低剂量的口服化疗药和口服抗生素、抗炎药、抗过敏药，就奇迹般痊愈。现在很清楚这些"老药"具有改善肿瘤微环境的功效。目前，有了电热疗法及免疫治疗（免疫检查点抑制剂），这些通过改善免疫力以及改善肿瘤微环境达到与癌共生的例子越来越多了。因为微环境内的免疫细胞组成状态是与癌共生的关键，**通过电热疗法以及各种免疫调节的搭配，人体的自愈力就有可能发挥作用。不要小看免疫的自愈力，免疫能让你生病、致命，也能把癌症治愈。**

自愈力少了医疗手段，常无法发挥功效；医疗手段少了自愈力，也无法痊愈与修复。与癌共生不代表不作为。相反，它代表慢性病治疗原则（低剂量，非毒杀）的思维。自愈力在于打破癌细胞不容许共生的规则，必要时产生甚至伤害自己正常细胞的免疫力。除非我们介入医疗力量，赢家通常是不守规矩的人。我们千万不要让自愈力睡着了，而引起自愈力的疗法可能不是"毒杀"疗法，而是通过抗炎、抗氧化、线粒体增强以及电热疗之类的能量补充法。我一直在思索这个问题！

5 高性价比抗癌法，避免"财务毒性"

健康解读：癌症治疗巨大的费用支出被视为如同治疗毒性一般可怕。事先与家人、医师商量如何有效地进行治疗、大概要花多少钱等问题，有一个财务规划会让你放心许多。

医疗费用与治疗方法有关，但要持续多久是一个更可怕的压力。手术及放疗基本上是最便宜的，因为只用1~2次，但抗癌药物必须定期使用，这部分费用巨大。**事先与家人、医师商量，如何"高效"治疗，大概要花多少钱，有一个财务规划会让你放心许多。**

自我鼓励与乐观面对，是不用花钱又能增强免疫自愈力的方法之一。学习放松、冥想和运动，对抗癌是绝对有帮助的。有研究指出，人的精神意志力可以快速影响蛋白的表征，甚至比表征药物还快，而表征药物可提高PD-1抗体。病友团体的鼓励对坚持治疗很有帮助，改善肠道菌群也是相对便宜又有效的方法，可把这种方法想象成在用"改变表征"的疗法。

医疗上有几个高性价比的治疗方法：

（1）用短暂的放疗+热疗法尽快产生免疫力。

（2）避免不必要的标靶药，因为标靶药都很贵。

（3）使用抗炎药物。

（4）老药新用增加当前疗法的效果。

抽血不要只看白细胞、红细胞等，还应关注中性粒细胞与淋巴细胞比值，当中性粒细胞多但淋巴细胞少，两者比值很高，很多昂贵的免疫治疗都是无效的。通过抽血观察免疫指标变化，如果越来越差就提示应该换药了，花再多钱用同一种疗法是无效的，加别的药很重要，但并不一定是加化疗，而是换观念、换方法！

其实很难定义何为高性价比的治疗，因为"价值"是很难定义的：1）如何衡量价值？很难有客观指标去衡量。5年存活期比较的是5年前的治疗法，并非好指标。2）专家意见通常最有价值。3）媒体宣传的"最新治疗""最新技术"通常很吸睛，但"价值"也很难判定。

个人对于高性价比疗法的见解为：先进行低剂量的同步放化疗数周，再行手术。理由是，试想一个肿瘤花了大半年的时间来长大，如果身体具有足够对抗此肿瘤的免疫力，那这个肿瘤就不会长这么大了；如果没有足够的免疫力，经过2小时的手术，也不会产生足够的免疫力。很多人建议手术后采用辅助性化疗或辅助性放疗，但站在免疫力的立场来看，辅助性的化疗或放疗产生免疫力的概率也不太大。最好在肿瘤还未切除时杀死一部分癌细胞以激发免疫力，所谓"原位疫苗"的概念其实就是性价比最高的。有些癌症无论当时是否是因为激发了"免疫力"，临床试验的确已证实手术前的放化疗有很不错的效果，如直肠癌、食管癌，大部分采取术前4周的放疗或化疗。

个人认为短暂的数次放射手术式照射，加上较易产生免疫力的化疗药物，剂量也不用高，目的是用以激发一部分免疫力。手术后，其实不一定要再追加化疗或放疗，如果可能，追加数次的免疫检查点抑制剂，将免疫力拉到最高点，建议多采用这种以免疫力为目的的联合疗法。事实上，我们正在尝试低剂量的免疫检查点抑制剂加低剂量的放化疗结合电热疗法在不同癌症治疗上的运用，"理论上"应有好的效果。

很多治疗并非由医师"个人意见""预判"就能成真，但我认为快速拥有免疫自愈力的放疗（或化疗）加上电热疗法是值得尝试的，这种疗法不用加什么标靶药，我认为加了也不见得更好。以肺癌为例，对于Ⅱ期、Ⅲ期的肺癌，患者会问医师，手术后预防性地吃标靶药是否能增加存活期。事实上，临床试验的结论并不支持这种做法。同理，预防性地把"好药"使用在Ⅱ/Ⅲ期术后患者身上，是否一定比传统的化疗更好呢？临床试验答案并非如此。

所以，"先用"好药不见得"先赢"。与传统治疗相比，即使是最好的药物，若在术后高风险患者预防性使用，也不见得都有效。一般的标靶药（或化疗）有效期没那么长，拿来预防复发可能并不适合。反之，肺癌以免疫检查点抑制剂预防复发却是有用的。所以，以免疫治疗来预防复发，其治疗性价比较高，但前提是已经发生了某种特异性免疫力的患者才管用。**本书强调手术前加上电热疗法等"原位疫苗"法，能有效产生有用的记忆T细胞，这种方法性价比很高。**

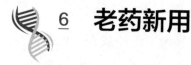

6　老药新用

健康解读：会用老药的医师，通常多会为患者着想、帮其省钱。找到具双杀作用的两个老药（A+B），其效果不一定输给一个新药C。更有许多老药可以与新药一起使用以增强疗效。

　　癌症新药的研发很漫长，从细胞实验到动物实验再到临床应用，平均研发年限超过十年，花费巨资。为了提高研发效率，通常发现了一个可能的机制后，药厂（或实验室）会大量筛检既有已知药物，找到可能最有效的药物大类，再以此为基础进一步研发。大药厂研发新药的逻辑出发点是市场价值，小药厂多以过了专利期老药为切入点，让老药得以新生。我个人坚信找到"合成致死"（双杀）作用的两个老药（A+B），其效果不会输给一个新药C。常用老药的抗肿瘤作用见表2-1。

　　癌细胞的弱点在于线粒体功能不良、代谢依赖特定模式以及炎症反应等，我们已有许多代谢相关的药物用在不同的病上。比方说，癌细胞在行为上很像寄生虫，许多抗寄生虫药能增强抗癌效果（应该和既有的抗癌药并用）。癌细胞的线粒体功能不良，有很多抗生素都有抗线粒体作用，也就是说有一定抗癌效果。化疗药里有一类是抗生素，如常用的阿霉素就是作用于线粒体的抗生素。炎症反应是最后引起免疫机制的必经途径，所以抗炎药也常被应用到抗癌或防癌的领域来，尤其是阿司匹林能降低死亡率及转移率，已在临床试验被证实。交感神经过度兴奋对免疫力不好，也有促癌作用，所以常用的抗心律失常药β受体阻断剂也可能会用于癌症治疗。抗精神病类药物如吩噻嗪类，也有不错的抗癌作用。

糖尿病患者过高的血糖也可能为癌细胞生长提供能量，加上患者体内过高浓度的胰岛素也能刺激癌细胞的增生、减少癌细胞的凋亡，进而促进肿瘤的恶化。而二甲双胍类降糖药主要是通过减少肝脏的葡萄糖再生、降低肠道吸收葡萄糖，来降低血液中的葡萄糖浓度，也会降低血中胰岛素浓度。许多临床观察研究显示，长期服用二甲双胍的糖尿病患者，癌症的发生风险比较低，二甲双胍对癌细胞有抑制作用。事实上肿瘤内的葡萄糖浓度比正常细胞低很多，可能癌细胞对二甲双胍更敏感。癌细胞线粒体功能可能会因二甲双胍而下降，但正常细胞线粒体功能可能会更好，肿瘤耗氧减少，所以会增加记忆T细胞的生长，在动物实验可以观察到增强PD-1抗体的效果。另外，吡格列酮类降糖药会增加癌细胞的凋亡反应。最近更有研究报告指出，二甲双胍加上另一种抑制DPP4的降糖药能减少转移病灶的发生，也有报告指出降脂药能增加免疫细胞功能。我们认为降糖药以及降脂药因为会增加免疫细胞的线粒体功能，所以与免疫药物并用是一个重要方向。最近我们在肝癌及胰腺癌合并化疗的临床试验皆告失败，这些药与化疗并用可能并非正确选择，但与热疗法并用，效果较好。

包覆在基因外面的蛋白结构称为组蛋白，组蛋白靠甲基化或去乙酰化改变蛋白表征，将"抑癌基因"去乙酰化不表达也是一种"致癌基因"强化的方法，许多基因的表达受到影响，容易有不正常的生长或不容易凋亡，从而引发癌症。免疫细胞去乙酰化多，有些正面的功能就不能表达。除了用于癌症领域，许多表征用药的老药也用于抗癫痫和其他神经精神疾病的治疗。另外，还有许多归类为表征用药的新药正在研发中。表征用药包括天然产物及合成药物，通过抗炎、活化抑癌基因、引发凋亡、引发自噬、抑制血管生长因子、细胞周期抑制等各种机制来协助癌症治疗。不过这些药物应该与其他老药并用，**比如二甲双胍加丁酸盐就有不错的效果，加上PD-1抗体效果更显著。**

癌细胞为了应付缺氧缺粮或治疗压力，会启动自噬功能自保，减少不必要的消耗（不合成蛋白、不合成脂肪），且将受损细胞内的线粒体、蛋白架构等分解回收利用，所以也是一种自保机制。化疗、标靶药治疗中会引起自噬自保反应。而增加自噬功能也可能因为过度自噬造成细胞死亡，但抑制自噬也可能因丧失自保而凋亡。决定细胞是自噬死亡还是避免凋亡，与所用的药物、细胞基础自噬依赖程度以及细胞当时的特性有关，一般而言，不易凋亡的细胞容易自噬死亡。所以自噬抑制加促凋亡药是一个合理的用药方法。

我们还发现了一种聪明的用药方法，一方面加强自噬功能，一方面在它作用最强时又抑制自噬反应，犹如踩油门加速后又突然刹车，

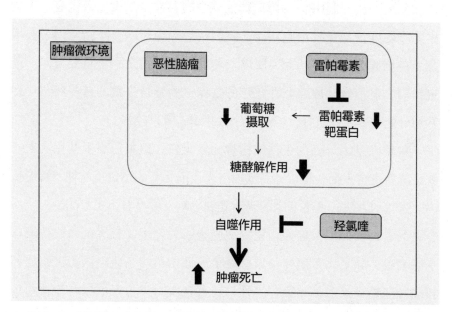

▲ 图2-2 以恶性脑瘤为例，雷帕霉素抑制葡萄糖摄取，造成癌细胞的糖酵解作用下降。癌细胞为了活下去，会增加自身的自噬作用。使用羟氯喹来抑制自噬作用，会加重癌细胞的死亡。这种造成1+1＞2的死亡方式，称为合成致死，也就是双杀用药法

很容易造成翻车一样。如图2-2，以自噬增强药雷帕霉素加上自噬晚期的抑制药羟氯喹，我们发现大约1/3的抗癌药失败的患者会因此获利。越是缺氧且生长越快的肿瘤，越容易对此疗法有反应。此疗法也可以增加某些使用标靶药失败的患者再度获得有效治疗的机会，同时也会加强电热疗法的效果，可谓小兵立大功。

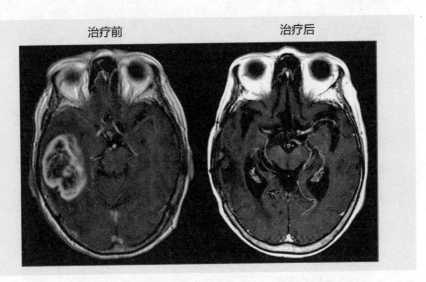

治疗前　　　　　　　　　　　　　治疗后

▲ 图 2-3　恶性脑瘤是一个致死率相当高的疾病，经过标准的手术及放化疗，平均存活期不到 2 年。这位患者在标准治疗结束后持续使用雷帕霉素／羟氯喹，已超过 5 年未复发，且维持不错的生活品质

表 2-1　常用老药的抗肿瘤功效

鱼油	→ 抗炎
阿司匹林	→ 抗炎、抗血栓
降糖药 降脂药 抗氧化剂 （姜黄、白藜芦醇、萝卜硫素）	→ 增强免疫细胞线粒体功能，以及抑制癌细胞线粒体作用
抗生素类	→ 抑制癌细胞线粒体

高剂量维生素 C	→	抑制癌细胞的糖酵解作用
显表征药物	→	加强免疫功能
益生素	→	抗炎、增强免疫
交感神经抑制剂 抗过敏药	→	帮助免疫
抗疟疾药	→	自噬抑制剂
白细胞介素 2（IL-2）	→	加强免疫功能
氢离子阻断剂	→	改善酸化
标靶药	→	加强免疫功能
抗骨质疏松药	→	加强免疫功能
抗蛔虫药	→	抑制有丝分裂
抗线虫药	→	加速细胞凋亡

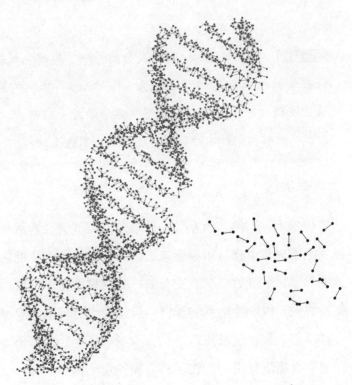

Chapter 3

认识肿瘤微环境
——一场体内共生被破坏的结果

一旦正常组织的分工和共生关系被癌细胞破坏了，癌细胞会奴役其邻居，邻居最后也会近墨者黑，使癌细胞恶性度更高、抗药性更严重、侵犯性更强，导致免疫系统全面崩溃。

1 肿瘤微环境是怎样形成的

健康解读：癌化的过程是非常复杂的。除了癌细胞本身不断变异，促癌的肿瘤微环境作用也很大。整个微环境提供癌细胞不断生长、侵犯、转移的能力。在整个癌症治疗大战略上，我们甚至可以说，能够控制肿瘤微环境，就能够控制这个肿瘤。

　　传统上，人们认为重要的肿瘤基因突变就会造成癌变，事实上，癌变绝不只是单独基因突变造成的。比如，许多早期癌变都有突变的致癌基因，但多数癌前病变（如口腔黏膜白斑、皮肤病变）很少真正促发成癌。以女性常见的子宫内膜异位症为例，内膜组织会像癌细胞一样落地生根甚至侵犯性生长，但不是癌症。2017年《新英格兰医学杂志》有篇研究指出，在子宫内膜异位症的检测里，26%有重要的癌变驱动基因突变，但并不癌变。所以是否会真正癌变，一个更重要的因素就是基因表达。

　　所有人类的基因都一样，但每个人长相都不太一样。基因表达决定蛋白质细微结构的不同，这才是最关键的。1976年有一个有名的试验，将畸胎瘤细胞投入囊胚中，结果这些细胞就变为生长正常的细胞，原因在于肿瘤微环境会改变癌细胞。所谓的癌细胞引发期与癌症进展期的概念差别很大，微环境负责癌细胞之所以为"癌"，具不断生长、侵犯、转移的能力。所以，**谁能控制肿瘤微环境，谁就能控制肿瘤**。

　　肿瘤微环境包括癌细胞、间质组织、血管纤维、免疫细胞等。正常组织中每一种细胞皆需和其他细胞和谐共生，共同维持组织器官的完整，癌变的细胞需要一个促癌的环境让其长成一团癌细胞而非一个癌细胞。代谢改变、缺氧适应、酸化、新生血管、炎症、免疫耐受、纤维癌化等都会促发癌症。

每种细胞皆有可塑性，可以改变其代谢及功能。癌细胞由于丧失了正常细胞该有的促生、促死功能，以至于单方向的促生，只"新陈"而不"代谢"，只有靠掠夺同处于微环境的其他正常细胞的能量才能得以生长。在肿瘤微环境中，癌细胞会运用某种方法获得周围免疫细胞的表征改变，使促癌型（阳）增加，抑癌型（阴）减少，平衡倾向于促癌。促癌型的免疫细胞又称为免疫抑制型免疫细胞。

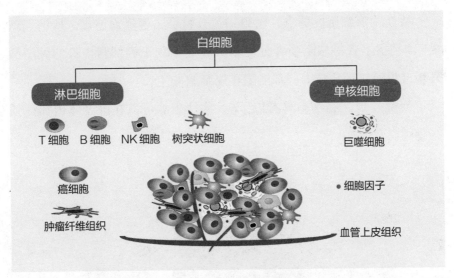

▲ 图 3-1　肿瘤微环境除了癌细胞，也包含周围的白细胞（包括淋巴细胞）、纤维组织、血管上皮细胞等构造

2 癌细胞的特点就是它的弱点

健康解读：癌细胞拥有6大特性：不断增生、不断复制、避开免疫系统监测、抗拒凋亡、血管新生与远端转移。肿瘤的恶性度也与其能量代谢异常、癌基因不稳定性和整体微环境的炎症反应息息相关。在治疗时，除了杀死主要的癌细胞，也应尝试改变微环境，这样才能更有效地攻击癌细胞的弱点！

　　要谈论癌细胞的弱点，就得知道其特征，避实而就虚。所谓"就虚"，是指不管是从阻断养分供给、改变不利于癌细胞生长的肿瘤微环境或提升机体免疫力，都能阻止癌细胞的生长。

　　研究发现，癌细胞具有以下6大特性，故可以在患者体内如此横行霸道。

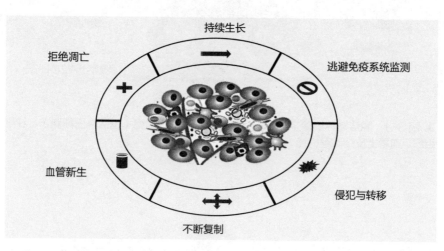

▲ 图3-2　癌细胞共有的6大特征（节录自Cell. 2011 Mar 4; 144（5）：646–74）

（1）**不断进行细胞增生**：癌细胞不需要受细胞外的刺激生长因子刺激而得以增生，就像油电混合动力车，没油了车子仍能继续跑。

（2）**不再进行正常细胞的凋亡程序**：正常细胞若有损坏时会启动细胞凋亡程序来避免不正常细胞生长，但癌细胞会绕过这道程序而不死亡。

（3）**逃避"抑制蛋白"作用（即免疫系统监测）**：使一些抑癌基因失去原有功能或表达量下降而无法阻挡癌细胞持续分裂，就像没有刹车的车子。

（4）**能够不断复制。**

（5）**持续的血管生成**：癌细胞快速大量生长后需要血管来供应其养分，所以癌细胞会不断促进血管生成。

（6）**侵犯周围组织并转移至其他器官。**

目前，就癌细胞特征又增加了4点：

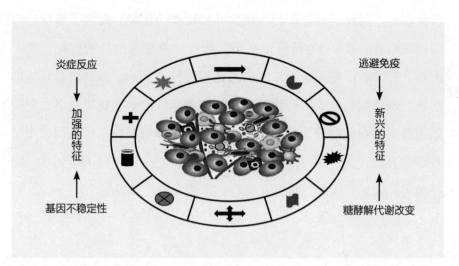

▲ 图3-3 新版癌细胞特征（节录自Cell. 2011 Mar 4; 144（5）：646-74）

（1）**放松管制的能量代谢**：重整能量代谢，如正常细胞在无氧条件下会改由产能较差的糖酵解作用，但癌细胞在氧气充足情况下仍通过糖酵解作用产能，癌细胞会过度表达一些葡萄糖通道，使其更效地利用葡萄糖。

（2）**逃避免疫追杀**：癌细胞会借助免疫抑制分子来抵抗机体原有的免疫。癌细胞也会利用有免疫抑制能力的细胞或肿瘤相关成纤维细胞形成免疫抑制型的肿瘤微环境，使得肿瘤不断生长且具较强抗药性或转移性。

（3）**基因组的不稳定性**：癌细胞通常有严重的染色体异常，而造成癌细胞快速生长及恶化。

（4）**促肿瘤炎症反应**：局部的慢性炎症反应会诱发多种癌症，因为炎症会导致血管生成及更多的免疫反应。

这些癌细胞特征调控着癌细胞的增生，若能阻断这些生长方式，势必能减缓癌细胞的生长或转移，将癌症变成一个可控甚至可治愈的慢性疾病。因此，科学家们利用这些特征作为标靶，开启了癌症治疗的标靶时代，图3-4为目前正在研发或已作为临床治疗的标靶药物。例如，有阻断促癌细胞生长的信息传递路径的药物、抑制血管新生的药物、调控细胞周期的药物、抑制细胞能量代谢的药物以及启动免疫系统毒杀癌细胞的药物等。虽已研发了这些标靶药物，但长期单用这些药物会出现抗药性，因为它们很多并非针对癌细胞的关键弱点，而是削弱其力量，因此，联合其他药物才能真正攻其弱点。

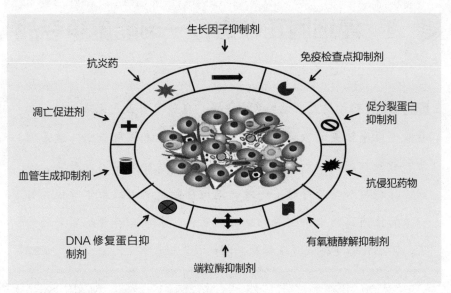

▲ 图3-4　癌细胞共同特征及其标靶药物（节录自Cell. 2011 Mar 4; 144（5）：646-74）

3 癌细胞正在进行一场能量争夺战

健康解读：癌细胞生长的特色之一是，不论在有氧或无氧环境，都喜欢走效率较差的糖酵解，较少使用线粒体来供给能量。这是因为一般癌细胞以生长为目的，加上线粒体功能先天不太正常，所以选择糖酵解。治疗时，一方面逼迫癌细胞利用线粒体呼吸，另一方面使用药物来抑制癌细胞的线粒体，常常会有意想不到的结果，甚至能够逆转化疗或标靶药物的抗药性。

复杂生命的起源就在于解决了能量的获取。《生命之源》一书中提出，细菌在细胞内共生，成为专司制造能量的线粒体，细胞才获得了演化的能源。每个细胞专精其功能，彼此共生合作，就是正常的微环境。癌细胞利用别人壮大自己，破坏了细胞间的共生关系，且它们的代谢可以不利用线粒体。癌细胞的一个特征就是代谢路径改变。大家最清楚的就是癌细胞"爱吃葡萄糖"，所以，正子断层扫描（正子造影）最常用的药剂就是氟代脱氧葡萄糖（FDG），1小时后，聚积葡萄糖的地方就可能是恶性病变之处。葡萄糖是碳水化合物的最终分解产物，提供人体能源ATP及碳源（用来制造几乎所有身体构造的原料，就像盖房子的砖块）。葡萄糖进入细胞发生糖酵解作用，生成丙酮酸，同时只产生2个ATP。此时有个代谢的岔路口，大部分正常细胞或休息的癌细胞引导丙酮酸进入线粒体产生氧化磷酸化反应，产生36个ATP。

癌细胞不论在有氧还是无氧状态下，都喜欢走糖酵解途径，表面上看癌细胞很笨，差了18倍的ATP，但是大部分癌细胞的目的在于碳源而不是能源，因为全部运到线粒体，会把碳源烧光变成能源。所以大量葡萄糖进入细胞后，在代谢中途站时，中间产物由各个岔路口进入，即使到最后的丙酮酸岔路后，也不进入线粒体反而走向乳酸，乳酸再拼命排到细胞外，使细胞外酸化，靠酸化来控制周围的微环境。正常组织和肿瘤组织的能量代谢方式可见图3-5。

那么ATP不够怎么办？靠增加糖酵解速度来弥补能源不足，靠乳酸进入线粒体，或靠谷氨酰胺代谢进入线粒体补足ATP的不足。所以，其实癌细胞靠线粒体仍然提供不少能源。最近更认为，乳酸到了细胞外，再进入细胞内，线粒体竟然是大宗能源供应者。线粒体也是很发达的细胞器，且不容易被杀死。

癌细胞大费周章地抢食能源大饼，就是为了支持快速生长并制造

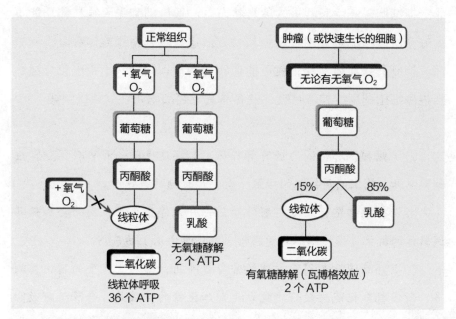

▲ 图3-5 正常组织和肿瘤组织的代谢差异：正常组织在有氧环境下，葡萄糖的利用倾向线粒体代谢，能产生较多能量（36个ATP）。肿瘤组织则无论有无氧气，主要以糖酵解产生乳酸，生成较少能量（2个ATP）

各种构造所需的碳源。为了配合这种生长形态，许多DNA发生突变或蛋白表征与正常不同，都是为了改变与代谢相关的蛋白酶。癌细胞线粒体的能量生成代谢与正常细胞不同之处是岔路特别多，而葡萄糖糖酵解岔路也很多，为了合成核酸，走核酸五碳糖合成过程。新陈代谢需要各种氧化还原的辅酶，其中以氧化型NAD+最为基础，在线粒体中氧化型的NAD+是还原型NAD的好几倍。大部分NAD+存在于细胞线粒体中，衰老细胞的NAD+在理论上是不足的，增加线粒体NAD+会降低炎症反应和线粒体功能，所以补充NAD+可能有抗衰老之功。

代谢的改变与治疗效果息息相关，因为线粒体负责能量供应与凋亡反应。而控制凋亡正反两面（促生、促死）的力量决定着治疗结果的好坏。线粒体不断工作，易产生自由基造成伤害，大约有5%我们所消耗的氧气产生了自由基，降低糖酵解作用会加重线粒体的负担，除非受损细胞停止生长，进入休息状态。一般癌细胞先天线粒体功能不太好，所以糖酵解作用较高。若一方面逼迫它利用线粒体呼吸，一方面又抑制其线粒体功能，就可能逆转抗药性。同理，给予电热疗法，强迫癌细胞利用线粒体呼吸，就容易造成癌细胞死亡。其机制如下：

（1）癌细胞有较高的糖酵解作用，其实这也是一种自我保护。癌细胞离开与周围间质组织的接触，就会停止糖酵解作用。

（2）若癌细胞停止糖酵解作用，但并未停止生长，反而会加强其线粒体的氧化作用，增加其受药物（氧化自由基）的杀伤力。

（3）癌细胞及其周围细胞经常勾心斗角，因为它产生的自由基较多，所以抗氧化能力较好。抗氧化剂加化疗的做法是否会降低疗效？原则上不太会，因为抗氧化剂更倾向于保护正常细胞，且癌细胞都是通过自由基去控制旁边的细胞。

（4）癌细胞离开与之连接的基质细胞，准备转移时称为上皮间质转化（EMT），此时易受氧化伤害，所以EMT必须伴随停止线粒体呼吸，癌细胞才能转移。降低糖酵解作用，但强迫细胞进行线粒体呼吸，就会降低其移转力量。癌细胞休眠但并未死亡，若要消灭癌细胞，能搭配电热疗法，再加上氧化压力，就容易促其凋亡。

4 线粒体与癌细胞代谢的关系

健康解读：为了生存，癌细胞必须利用不同的代谢途径来适应微环境的改变。癌细胞能够改变免疫细胞的功能，更有甚者，"驯化"免疫细胞避免它来攻击自己。改变代谢功能最基本、最重要的角色，就是本节主角——线粒体。线粒体控制了脂肪酸、氨基酸及核酸等代谢作用的基本物质的进出通道，也是产生能量、合成ATP最重要的控制者。

细胞的运作与代谢的调控息息相关，越来越多的研究指出，细胞的形态甚至功能与代谢途径的变化有很大的关联性。癌细胞能够快速分裂以及活化，且多通过糖酵解作用获取能量；而相对生长缓慢或是停滞中的细胞则主要通过线粒体进行能量代谢。过去我们普遍认为，癌细胞因为生长分裂迅速，所以其代谢途径必然全都仰赖糖酵解，但这样的观念近年来开始受到挑战，因为越来越多的研究发现，癌细胞的代谢其实也是多变的。能够有这样多变的形态，取决于肿瘤微环境的建立。

癌细胞能不断地生长分裂，不仅因为细胞内发生变异让细胞本身能规避生长调控，还因其所处环境提供足够的养分以及逃避免疫细胞的攻击，才能够长久存活下来。所以，想要治疗癌症，我们必须从肿瘤微环境着手，除了治疗肿瘤本身，还要连同整个微环境一起治疗，才有机会达到治愈的目标，否则可能只是治标不治本。而我们常论及的肿瘤微环境，通常包含了可能提供养分的成纤维细胞及内皮细胞，还有失调的免疫细胞。那究竟癌细胞是如何控制周围细胞提供其所需的养分，以及如何去改变微环境中的免疫细胞功能让自己躲开攻击，便是我们探讨的重点。

前面我们已经说过，不同的代谢途径会影响细胞本身的运作，这其实是正常的生理反应。为了延续生命，细胞会通过不同代谢来适应环境的多变，而我们可以把癌细胞想成代谢运作的能手。癌细胞因为自身生长迅速，造成环境养分供给不足，因此需要通过改变周围细胞的代谢途径来避免争食。另一方面，代谢影响功能，癌细胞能够借此改变免疫细胞的功能，进而逃避攻击甚至化敌为友，驯化免疫细胞来延续生命。究竟癌细胞是如何调控自身的代谢途径来延续生命甚至掌控整个微环境呢？这一切都要从线粒体说起。

线粒体是细胞能量的主要来源，虽然短时间没有线粒体，细胞仍然能够产生能量，但若想长时间运转以及延续生命，线粒体不可或缺。细胞需要代谢可塑性来平衡原料间可能的失衡，而掌控这一平衡的关键就是线粒体，如脂肪酸可经氧化获得，核酸能通过糖酵解由五碳糖循环获得，某些氨基酸可通过谷氨酸代谢产生等。其中原料转换的重要中间产物能够通过特别通道进出线粒体，再通过三羧酸循环（TCA循环）合成所需的前驱物，达到供需平衡。

线粒体上的这些通道便是掌管细胞代谢的关键之一。线粒体能够产生能量是因为其双层膜的结构，正因为有这一结构，NADH（一种化学物质，在能量代谢的柠檬酸循环中，作为生物氢的载体和电子供体）可以驱使一连串的电子传递，最终产生能量ATP，因此，我们可以把NADH想象成一种能量传递物质。也就是说，细胞通过NADH产生ATP。

因此，如果没有线粒体，细胞不仅无法让NADH直接变成ATP，也会导致整个代谢的中止。这也是为什么细胞长时间的运转以及生命延续非得依赖线粒体。但NADH并没有办法直接穿透线粒体的双层膜，所以细胞需要通过代谢中间产物的转变消耗NADH上的电子，再通过线粒体膜上的通道进入线粒体内，完成三羧酸循环，再重新产生NADH进入电子传递链，并产生能量。一旦细胞完成这样的转换，便能让线粒体外的酶持续进行反应，细胞也得以同时进行分解合成并获得能量。而癌细胞因为某些变异，它们线粒体膜上的通道变得较为发达，让其在代谢上能比正常细胞更具有可塑性，也造就出各式各样的微环境。

5 免疫细胞如何控制与受控于肿瘤微环境

健康解读：整个肿瘤微环境就像是生命力旺盛的有机体，为了生存，其中的免疫细胞与癌细胞一样需要争夺资源，也必须具备能快速转换能量代谢方式的能力。该能力的高下决定谁主宰肿瘤微环境，谁来调控和改变微环境。转换能力就像是太极的阴阳两极，永远保持着动态平衡，"阴"和"阳"都不可偏废。

肿瘤微环境中有填充支持在细胞中间的间质，如胶原蛋白、纤维组织，还包括各式各样的免疫细胞。比起正常细胞，癌细胞为了快速生长需要快速得到ATP，其能量代谢也因此做了许多转换，使其在微环境中获得有利条件。由于癌细胞适应环境能力强，即使用化疗、放疗也不一定杀死它。当然，各种不同功能的免疫细胞也在争夺有限的能源，如葡萄糖、氨基酸、脂肪酸等。同一种癌症在不同的人、不同部位，甚至同一部位不同时间，也会有不同的微环境，预后也有所不同。免疫细胞影响微环境最大，也是最可能被代谢影响的细胞之一。

可塑性是所有免疫细胞的特性，也是最让人捉摸不定的东西。巨噬细胞存在于组织间，扮演警卫角色，M1型巨噬细胞即为促炎的角色，称为抑癌者，会活化自然杀手类的NK、NKT细胞。如果巨噬细胞转化成M2型（修复型），则功能相反，能抑制炎症，促进肿瘤生长，促进血管新生。M1细胞协同中性粒细胞清除病菌及坏死细胞，但也会过度引起炎症伤害，这种矛盾关系反而是让细胞维持共生的好机会。如果治疗成功，把关键癌细胞杀光，那么失衡的微环境又会慢慢恢复原有的共生关系。当然，主成分也会改变，以适应新的共生关系。

免疫代谢的能量改变对肿瘤进展是把双刃剑，M1细胞促进炎症反应、增加糖酵解作用（减少线粒体负担），M2细胞抑制炎症反应、增加脂肪酸代谢（增加线粒体负担）。 肿瘤内巨噬细胞往M2倾斜，血管增生，增加肿瘤侵犯与移转，分泌抑制型细胞因子（如TGF-β），但巨噬细胞虽以M2为主，并不代表它不分泌促炎物质，在缺氧下坏死的细胞也会让M2分泌促炎物质。也就是说，无论微环境里的巨噬细胞是M1或M2，都会分泌促炎物质，都不代表没事。医师在用免疫治疗时要随时注意，炎症状态过高时就要抗炎。

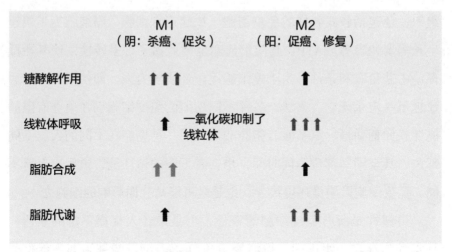

▲ 图 3-6　功能相反的两种巨噬细胞（M1 及 M2）也各有其截然不同的代谢特性，M1 糖酵解作用强，M2 喜欢用线粒体代谢脂肪

增加糖酵解反应，"好的T细胞"（Th1 T）增加抗肿瘤反应（阴），而"不好的T细胞"（Th2 T）增加免疫抑制反应（阳）。一般而言，中性粒细胞像M1细胞，糖酵解作用较强，快速提供ATP，帮助即将作战的免疫细胞，但要保持持久的免疫反应，则必须转化为以线粒体为主的糖代谢和脂肪代谢。如Tcm细胞（中央记忆型T细胞），其线粒体数量多，脂肪酸形成及分解皆旺盛。Treg（调节性T细胞）属于"阳细胞"（促癌），大多以脂肪代谢为主，糖酵解作用不强，靠线粒体功能及分解谷氨酰胺生长。

缺氧状态时，癌细胞糖酵解作用强，产生并排出乳酸。酸性环境影响免疫细胞活化，免疫细胞中相当重要的M1巨噬细胞及抗肿瘤的CD8 T细胞因糖分抢不过癌细胞，所以数量不足。抑制型的免疫细胞及骨髓来源的抑制性细胞（MDSC）不用糖分，所以易成熟，同时，这种细胞也带来免疫抑制与不可避免的炎症反应。就如同感染时，一线细胞消耗了，骨髓造血干细胞赶过来制造了一批白细胞，此型细胞为先天免疫的主干，也间接影响后天免疫的发展。这些细胞吞噬病原体，分泌炎症激素，而炎症反应会吸引中性粒细胞、单核细胞赶到发炎处。淋巴细胞在组织内生长，骨髓系细胞（中性粒细胞、巨噬细胞、树突状细胞）在炎症处聚集，皆需要大量能源。如果炎症处有足够的能源，骨髓系细胞会变成"好的细胞"；如果此处有癌细胞抢能源，那就不会变成"好的细胞"了。

生长较旺盛的免疫细胞通常易成为"阴细胞"（抑制肿瘤），靠糖酵解作用代谢，但是，T细胞变回记忆T细胞反而是确保长期免疫不可或缺的，它们的代谢变慢，多利用线粒体呼吸，原料来源有葡萄糖、脂肪酸与谷氨酰胺等。代谢调节里重要的"自噬"是以下过程：当细胞遇到缺氧缺粮环境营养不良时，就会将自己老旧的蛋白、失常结构分解回收，以"充饥"增加存活机会。

当微环境不好、营养不足时，用降糖药可增加自噬（延命作用），减少T细胞伤害。增加糖酵解作用可活化免疫细胞，最简单的就是打高浓度的葡萄糖，会看到暂时的免疫细胞增强，改善缺氧，炎症反应减轻；抑制mTOR的药物能减少糖酵解作用，防止巨噬细胞及T细胞的正常分化；抑制脂肪酸氧化代谢的药物或降胆固醇药可降低M2，但是这些药物目前皆无专一性。事实上，每一种细胞在不同环境下皆有其相反的功能，用这些代谢药物时应遵医嘱。

老化的细胞包括免疫细胞在内，降低了线粒体与细胞膜内外质子的电位差，这种电位差降低了许多信息传导的正确性，加上过度氧化就更容易造成炎症。如果能够活化线粒体，耗氧增加，代谢增强，细胞间的边界连接就会更明显，连接紧密处是造成细胞与细胞间相互牵制最重要的力量，癌细胞就不易转移。所以改善线粒体功能对患者是有利的。

由于癌细胞与T细胞都在争夺能源，癌细胞当然更强大，所以T细胞功能就下降了。T细胞糖酵解不够，功能就会受影响。如果抑制癌细胞糖酵解，就能减轻T细胞竞争糖分的压力，理论上能增加T细胞功能。PD-L1抗体之所以有效，是因为它能降低癌细胞的糖酵解作用。

癌细胞也会影响T细胞线粒体的发育，增加线粒体与脂肪代谢相关的某些共同蛋白，也可以强化T细胞线粒体。事实上，T细胞受体一旦与抗原结合，会立刻倾向于糖酵解途径，以分泌细胞因子，但如果线粒体不健康，效果就很短暂，许多PD-1抗体无效的原因之一就是记忆T细胞线粒体功能不良。改善线粒体功能，控制线粒体数量与增大线粒体体积，才能持续维护T细胞功能。

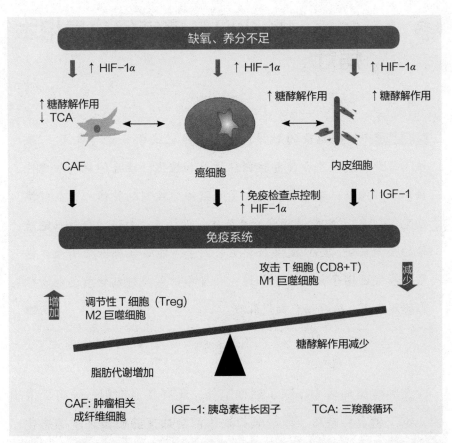

▲ 图 3-7　肿瘤微环境缺氧、缺粮，再加上癌细胞为了快速生长，增加缺氧使缺氧诱导因子（HIF-1α）大量生成，控制微环境三害（癌细胞、癌纤维细胞、血管内皮细胞）使用糖酵解代谢，抢了免疫细胞的能源，使得需糖酵解代谢的 M1 巨噬细胞及攻击 T 细胞（CD8+T）减少，以线粒体代谢为主的 M2 巨噬细胞及调节性 T 细胞（Treg）大量增加，从而造成免疫抑制

6 缺氧、酸化以及癌纤维化是根本病灶

健康解读：长得越快的肿瘤，会更凶残地抢夺能量与氧气。"缺粮"与缺氧的状态会使整体微环境更加酸化，让癌细胞进入恶性循环。肿瘤微环境也存在着大量受癌细胞控制的肿瘤相关成纤维细胞（CAF），它就像癌症的房屋建筑设计师，打造适合癌细胞居住的生活环境。CAF提供血管生长因子，能够促进血管增生；供给肿瘤促进因子让它生长加速；分泌各种免疫抑制物质，也进行糖酵解代谢，给癌细胞提供乳酸。

在肿瘤微环境中，除了癌细胞外，还有其他细胞，肿瘤长得越快，组织越容易缺氧，而缺氧与缺粮都会加速肿瘤微环境的恶化，使之更酸化。**缺氧与酸化为肿瘤恶化的两大祸首。**癌细胞利用糖酵解作用将乳酸排出去，这对维持癌变非常重要。癌细胞内的酸碱值（pH>7.4）是略高于正常细胞的，但癌细胞外则低于正常细胞（pH6.7～7.0），排酸的酶负责把氢离子向外排，且要消耗能源。细胞外酸化造成对癌细胞有利的环境，包括免疫抑制、炎症反应以及血管增生，酸也造就了癌细胞的自主生长与侵犯性，细胞外的酸也容易造成疼痛。

细胞内高pH促进糖酵解，反之，会促进线粒体的氧化磷酸化反应。由于细胞膜不能让膜内外的离子自由进出，要通过多种电压门控离子通道才能进出。癌细胞的电压门控通道较正常细胞活跃。细胞外

带正电的钠离子向细胞内运送。另外，细胞内的细胞器也需要这种酸性环境以保持自噬功能。酸性环境也常让一些化疗药物不易进入，但也可能让某些药物更有效。热疗法通常对酸化的微环境更有效。

但酸化过度会促使癌细胞由糖酵解代谢改为线粒体代谢，排出的乳酸会再进入细胞变为能源，部分也可能再次合成核酸、氨基酸、脂肪酸。微酸化的癌细胞50%的ATP由糖酵解作用产生，但严重酸化后降为10%。所以在正子断层扫描看到明显的葡萄糖摄取的癌症固然不好治，但不太利用葡萄糖的肿瘤其实更难治，因为酸化严重，抗药性明显。

肿瘤微环境的另一个特色就是缺氧。缺氧会让癌细胞恶化，也会产生抗药性。肿瘤长大，受挤压或治疗后，会改变血流间歇性的缺氧与供氧，因慢性过程比急性或持续缺氧更容易造成恶化。缺氧增加血管生长因子，增加糖酵解作用。缺氧增加移转率，缺氧对调控HIF-1α非常重要，许多癌细胞即使在有氧状态下也高表达HIF-1α，HIF-1α可降低线粒体呼吸作用。

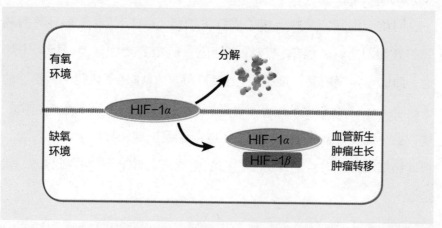

▲ 图 3-8　HIF-1α 蛋白控制许多肿瘤的特性，在有氧环境下，它会很快地被分解掉。在缺氧环境下，它会与 HIF-1β 结合，在无法被代谢的情况下，会进一步活化细胞生长。肿瘤的血管新生、生长或转移都与 HIF 息息相关

当然，肿瘤在缺氧时大量表达HIF-1α，让细胞增加无氧糖酵解。HIF-1α为适应性蛋白质，与血管生成、血红素加氧酶及成骨细胞的生成有关。HIF-1α控制许多肿瘤的特性如炎症反应。铁元素不足会增加HIF-1α的量，所以贫血也会刺激该蛋白产生。HIF-1α增加会引起自噬反应以节省能源，过多的HIF-1α会增加炎症反应，缺氧易使免疫往促癌方向发展。

第三个微环境特色是癌纤维化，像胰腺癌的星状细胞、脑癌的胶质细胞，皆是纤维化的细胞。正常伤口愈合需要纤维组织，癌细胞长大也需要纤维组织。癌细胞会让周边的细胞老化，不太利用线粒体。所以说衰老促癌，癌也促老。老化的细胞基本上是一个自然的淘汰过程，细胞丧失分裂和生长力，转变为"分泌"形态，可影响其微环境的免疫细胞，等待被清除，但万一未被清除，老化的细胞反而是促进老化或癌变的推手。间质纤维细胞易衰老，上皮细胞或癌细胞易凋亡，治疗可能引起死亡（凋亡或坏死凋亡），也可能引起衰老，衰老细胞虽不生长，但并未死亡，且持续影响周围细胞。所以摸起来比较硬的肿瘤不易治疗。

间质干细胞转为肿瘤相关成纤维细胞（CAF），有人形容其为隔壁的麻烦制造者，癌细胞与纤维细胞一起培养观察，能得到一个结论，即能增加癌的恶性度，阻挡免疫反应。CAF是个坏胚子，不好的手段全上了，如免疫抑制、为癌细胞供应能量等。CAF改造肿瘤微环境，更易促发癌症发展，甚至CAF也能像癌细胞一样在血液中游走，帮助癌细胞移民时盖个好房子。癌细胞成形前最早到位的细胞之一就是CAF。

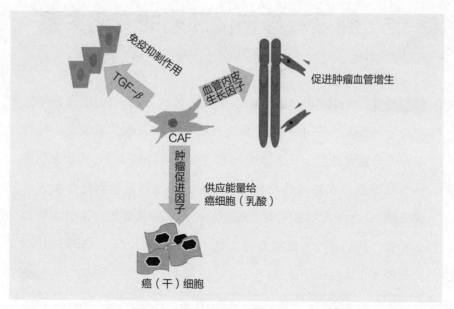

免疫抑制作用

TGF-β

血管内皮生长因子

促进肿瘤血管增生

CAF

肿瘤促进因子

供应能量给癌细胞（乳酸）

癌（干）细胞

▲ 图 3-9　CAF 供给癌症生长所需的各种因子，是肿瘤微环境最好的装潢师

　　治疗以CAF为目标已有应用，比如胰腺癌80%的体积可能都是CAF，首先是将CAF密度降低，让药物得以渗透。

　　另外，对于坚实的胰腺，放疗没有穿透问题，放射手术3000～4000剂量分5次治疗，对小的肿瘤也特别有效。

7　肿瘤转移与微环境的变化关系

健康解读：癌症最恶名昭彰的本事就是远端转移。"土壤与种子"理论：癌细胞（种子）在适合生长的环境（土壤）下壮大。想转移出去的癌细胞会靠发生上皮间充质转化（EMT）。它从紧密相连的上皮细胞转变成可移动的间质细胞，再"移民"到适合生活的新天地。"新移民"决定要定居时，会再从间质型变回紧密连接的上皮型（MET），才能够落地生根。各种抑制EMT、MET的药物也是治疗癌症的一个关键。

　　癌症之所以可怕是因为转移，在微环境待得好好的为什么要转移？这是大自然的天性，生物都希望子孙繁茂、遍地开花。关键是转移是一个很低效的事，肿瘤的脱落绝大部分无法落地生根。对于癌症为什么转移这个问题，最易被接受的就是"土壤与种子"理论，即某些组织特别吸引癌细胞来定居。事实上，某些癌细胞特别喜欢附着在某些器官的微血管上，可能是最重要的原因。为什么有些癌细胞对某些组织情有独钟仍不太清楚，但研究提示，癌细胞易附着在某些特定组织的血管壁。所以说血管内皮细胞是转移的助手。

　　我们以大脑为例。由于大脑有血脑屏障，防止毒性物质侵犯脑部。为什么药物进不去，而癌细胞进得去呢？这证明癌细胞附着在血管壁上伺机而动，假以时日，自己分泌一些物质，让癌细胞爬出血管壁外，到脑子里定居。而转移到骨骼、肝脏、肺就更容易了。

　　癌细胞脱离原来的病灶需要一个必要动作，称为上皮间充质转化

（EMT），要由一个紧密相连的肿瘤上皮细胞蜕变成可以移动的间质型细胞，在形态与代谢上需做重大改变。其中一群细胞最具干细胞的特性，可转为癌症之母，应是所有转移的原因。但新移民要定居，必须要有一个倒过来的动作，细胞要经过重大形态变化，由间质型再变回上皮型细胞，称为MET转变，通过MET才有办法定居生长，定居癌细胞长到1～2毫米时，一定要生出新生血管，所以分泌血管内皮生长因子多的细胞更容易转移。

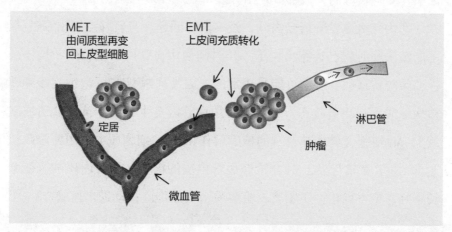

▲ 图3-10　肿瘤先经过上皮间充质转化（EMT）才能移动到血液中，到了特定位置，又要由间质型再变回上皮型细胞（MET），才能继续生长

所以，癌细胞由母舰脱离到殖民地的过程其实相当不容易，当然也提供了许多治疗癌症的方向。除了防止微小病灶肿瘤落地生根的药如血管生成抑制剂应该有效外，原发肿瘤在开始放疗时与抑制发生EMT的药物一起用，效果可能更佳。由于DNA甲基化、去乙酰化会降低上皮基因的表达，增加间质细胞基因的表达，肿瘤微环境因分泌各种细胞因子、血管生长因子、免疫抑制因子，皆提供EMT所需。所以应去甲基化、增加乙酰化，抗炎药、降糖药、IL-6抗体以及电热疗法皆能增加细胞间钙粘连蛋白表达，以降低EMT的发生。

有些癌细胞先到淋巴后才会入血，有些则直接入血而不会进入淋巴，大部分到了淋巴就代表入血，后者的转移概率更大。容易淋巴转移的癌与容易血液转移的癌其特质不太一样，通过淋巴转移的癌基本上先部分变形为EMT，可能直接转移，而经血液转移的癌需完全变形为间质型细胞才能在血液中存活一阵子，到了定点血管再长大时，需要MET转型。所以用转移病灶检验其EMT并不高，由转移点再转移的概率其实是较低的，大部分是由原发部位很早就扩散出去的。

　　那为什么原发肿瘤已去除，过一段时间还会有转移点冒出来？很可能在诊断时就已经跑出去了。长时间使用血管内皮生长因子抗体是否会预防转移呢？答案可能是否定的。因为抑制型M2巨噬细胞跑到转移病灶时，在缺氧状态下（长期使用血管内皮生长因子抗体会造成缺氧），M2细胞会增加其自身的糖酵解作用（M2细胞原本不用糖酵解代谢），由于养分有限，M2会抢夺血管内皮的糖分，血管内皮细胞就会长不好，变得稀松而不紧密，更容易造成癌细胞移动进出血管。

8 代谢调整应用于治疗的观念

健康解读：在缺氧及有氧的环境，肿瘤都喜欢利用葡萄糖进行糖酵解；氧气充足时，也能通过线粒体代谢产生ATP。大部分癌细胞的线粒体不太正常，因为它们的线粒体DNA有突变，容易产生自由基。治疗时若能抑制线粒体，又能抑制糖酵解，再加上化疗或标靶药物，一些难治的癌症也是有可能被消灭的！

大部分癌细胞利用糖酵解途径，因为它们的线粒体其实不正常，但线粒体不正常不代表线粒体很弱，只是这种突变的线粒体容易产生自由基，所以线粒体算是一个癌细胞的罩门。肿瘤微环境里的各种细胞皆有其独特的代谢特征，有的利用葡萄糖，有的利用乳酸、氨基酸、脂肪酸等。肿瘤在缺氧的地方喜欢用葡萄糖，在氧气较充足的地方多通过线粒体生产能量分子ATP，有些基因突变的细胞特别依赖葡萄糖，进入三羧酸循环，再由岔路走出线粒体，制造其他生长原料，同时制造更多的抗氧化物质NADPH（还原型辅酶Ⅱ）以维持生长。基因与氧气环境共同决定细胞生长时要走的路径。

另外，有些癌细胞能从周围细胞掠夺能源，方法是自己变得不太使用葡萄糖进行糖酵解，反而控制旁边的肿瘤相关成纤维细胞（CAF）走糖酵解途径，但把CAF排出的乳酸、氨基酸、脂肪酸等再送入癌细胞获得碳源。所以控制肿瘤的能源及碳源方向，就会改变肿瘤的基本特性。利用一些药物能切断癌细胞对CAF的依赖关系（如图3-11所示）。

癌细胞看似杂乱无章，其实主从关系非常明显，由共生关系改为

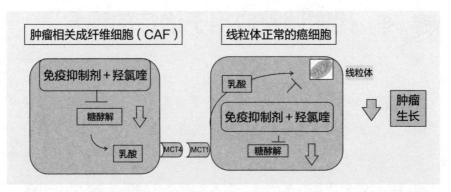

▲ 图 3-11　若癌细胞本身的线粒体功能正常，通常是较难治的肿瘤，因为它会强迫控制旁边的 CAF 进行糖酵解，将产出的乳酸抢来供自己使用，以此获得免费能源。使用免疫抑制剂 + 羟氯喹可抑制糖酵解与线粒体功能，切断能量供给，使肿瘤生长减缓

了主从关系。控制主从关系的关键，是其中一个癌症干细胞变成了能主控全局的领导，就把共生关系打破了，让周围细胞变成奴隶。要治好肿瘤，癌症干细胞一定要解决。

　　癌症干细胞（CSC）是最难治的细胞，能治癌症干细胞就能治所有的癌。癌症干细胞时而安静冬眠，时而分裂，时而成为上皮形态，时而成为间质形态。冬眠的癌症干细胞不易杀死，代谢慢，喜欢用无氧糖酵解，但需要它时，就转变为有氧糖酵解加上线粒体呼吸氧化磷酸化及脂肪酸氧化等代谢，且快速生长。包括癌症干细胞在内，癌细胞的代谢可塑性越大，越不易用一招来对付。可用多元治疗的方式：

　　（1）先引导CSC进入生长状态，再进行治疗。干细胞更怕热，使用电热疗法容易杀死干细胞。

　　（2）一直让CSC在冬眠状态，暂时不治疗，有症状或突然快速生长时再治。

　　（3）让CAF等"被奴役而癌变"的低恶性细胞代谢功能恢复为正常状态，会大大削弱癌细胞的能源供应。也可以用抗氧化剂防止癌细胞产生自由基来控制CAF的发生，用抗炎药或抗疟疾药阻断细胞的"危机处理代谢模式"，也就是自噬反应，来阻止CAF自己不进行线粒体呼吸，反而为别人做有氧糖酵解产生乳酸提供给隔壁的癌细胞。

（4）由于癌症干细胞经常与血管内皮细胞沟通，通过IL-6等信号维持内皮细胞的糖酵解作用，癌症干细胞分泌内皮细胞生长因子促进血管新生。血管内皮细胞长成血管，提供养分，提供癌症干细胞继续长大。若能持续用内皮细胞生长因子抗体控制内皮细胞生长因子，加上糖酵解作用抑制剂，对血管内皮细胞毒性将更大。对癌症干细胞而言，糖酵解与线粒体双重代谢的打击更重要。

缺氧、营养不足、炎症反应以及治疗，皆会陆续增加癌症干细胞的量，可以说是越治疗结果越朝向恶性发展。此时利用代谢概念治疗就很有意思了，因为癌症干细胞进入生长期，线粒体功能就变得很重要，某些降糖药能抑制线粒体功能，强迫癌症干细胞进入糖酵解作用，此时再用控制糖酵解作用的药物就会特别有效。

治疗癌症若能一边抑制线粒体功能，一边抑制糖酵解功能，再加上化疗，难治的癌也可能无法顽强抵抗。

▲ 图 3-12　代谢双重打击概念图。代谢双重打击才能更有效地治疗癌症。先破坏其线粒体功能，使其更依赖糖酵解，此时再抑制其糖酵解就容易治疗了

临床上利用FDG正子断层扫描可以发现肿瘤是否大量利用葡萄糖，目前也有观察谷氨酰胺代谢的正子断层扫描，脂肪酸代谢的正子断层扫描技术也在发展中，将来代谢特征的资料会合并在治疗的策略中，以达事半功倍之效。

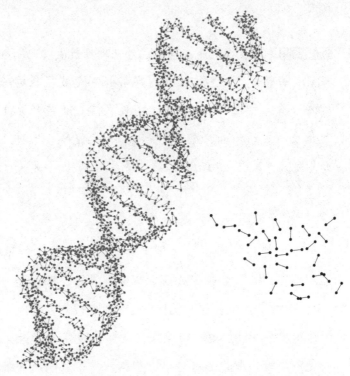

Chapter 4

癌症免疫治疗——
阴阳平衡的体内战斗

免疫力的过度与不足根据环境的不同维持着动态平衡。先帮助抑癌免疫力，再平衡之，再助之，周而复始，就能成功。

1 免疫细胞部队

健康解读：免疫系统是生物对抗外来侵略最重要的一层防御。概括来说，分为先天免疫与后天（特异性）免疫。想要治好癌症，关键在于有记忆性的后天免疫。然而，后天免疫的产生必须依赖先天免疫的启动，所以先天免疫与后天免疫缺一不可。本章将逐步介绍免疫系统与成功治疗癌症的关系。

　　人体的免疫系统是身体用来对抗外来病原体的军队。除了少数致命疾病外，大多数细菌或病毒感染人体后，都能经由免疫系统的激活、运作而将疾病治愈。现代医学在此阶段扮演的角色就是辅助身体，让免疫系统能好好对抗疾病，发挥其应有的功能。

　　免疫系统主要是由各种血细胞构成，主要制造血细胞的器官是骨髓。骨髓中的造血干细胞负责根据各种外部刺激而分化成各种免疫细胞，引发先天免疫与后天免疫反应，免疫系统分类可见图4-1。**中性粒细胞、嗜酸性粒细胞与嗜碱性粒细胞统称为颗粒型白细胞，属于先天免疫反应的一环；它们在血液中巡逻，一旦遇到感染或发炎，就会立刻采取行动。**巨噬细胞与肥大细胞则是在各个组织间完成分化，并在各个器官中作为身体抵抗外来入侵者的第一道防线。引起炎症反应也属于先天免疫反应。

　　巨噬细胞能直接吞噬进入身体的细菌，并聚集血液中的中性粒细胞共同吞噬外来细菌。相较于巨噬细胞的吞噬能力，肥大细胞则是以分泌各种细胞因子来对抗病原体，引起过敏性的炎症反应，并吸引嗜酸性粒细胞与嗜碱性粒细胞一同加入战局。自然杀伤细胞（NK细胞）属于淋巴细胞，亦为先天免疫的一环，专门识别陌生细胞，是一种遇到非我族类就攻击的淋巴细胞。树突状细胞（DC细胞）以未成熟态进入组织间吞噬抗原，与巨噬细胞不同的是，树突状细胞专事激活具特异识别性攻击力的淋巴细胞。淋巴细胞主要分为两大类：成熟于骨髓中的B细胞，成熟于胸腺中的T细胞。成熟的淋巴细胞游走于周边血液与淋巴系统之间。多数后天免疫反应都始于T细胞被树突状细胞刺激，开始认得树突状细胞的表面抗原，进而启动整个后天免疫系统。**后天免疫的两大主角就是T细胞与B细胞，当T细胞开始毒杀特定受感染的细胞时，B细胞则开始分泌抗体对抗病原体。**

先天免疫系统负责病原体感染的早期工作，主要以分辨一般病原体的共同特征为主。这些特征不会出现在正常人体内，因此一旦出现，就可以认定为外来病原体入侵，加以消灭。但若是病原体较复杂，比如病毒直接进入细胞内，躲避了先天免疫系统的攻击，就需要后天免疫系统接手，以特异性T细胞毒杀受感染的细胞或是产生抗体对抗病原体。后天免疫系统一旦发展完成，就会产生记忆，下一次如果同样的病原体再感染机体，免疫系统就会立刻辨认出来，之前已具有特异性辨认能力的T细胞与B细胞大量活化，使身体不会再度被同样的病原体侵害。我们现在接种疫苗就是根据这样的免疫记忆原理研发应用的。不同的是，疫苗是以减毒或灭毒的方式，让身体在没有发病的情况下，训练免疫系统产生具特异性的后天免疫反应。疫苗的发明可以说是人类对抗疾病、延长寿命的一项重大成就。

想想，地球上数百万种无脊椎动物仅具有先天免疫，而后天免疫仅存在于较高等的生物中。越晚发展的系统越脆弱，而癌细胞更晚发展，所以由后天免疫下手治疗癌症更合乎逻辑。将来癌症疫苗必然是防癌主流，我们想要治癌成功，不要只相信"增强免疫力"的一般食品、药物或细胞，真正的答案还是后天免疫（带记忆的免疫）。但是缺少先天免疫的第一个启动步骤，后天免疫就不会发生，所以必须两者都要重视。

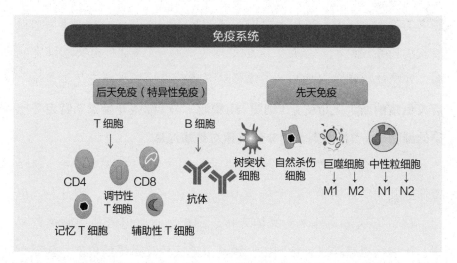

▲ 图 4-1　免疫系统家族分两大类——先天免疫及后天免疫（特异性免疫）。每类又有许多家庭成员

2 免疫的逃避与溃散

健康解读：癌细胞是最厉害的"免疫逃脱者"。刚形成的癌细胞为了快速繁衍，容易表达特定的抗原而被免疫系统识别并清除。慢慢地，只剩下不易被识别的癌细胞存活下来。

免疫大军包括先天免疫与后天免疫，持续监控我们的身体，一方面避免外来的病原菌损害人体，同时消灭内在突变的细胞，另一方面负责修复与清除受伤的组织。然而，凡是立规矩的事情必然会有漏洞。不管是外来的病菌或是内生的癌细胞，都可演化出逃避免疫系统的机制。细菌可以形成包膜以屏蔽免疫细胞可识别的表面抗原；病毒会降低感染细胞表面主要组织相容性复合体（MHC）表达，以躲避T细胞的攻击。相较于病毒和细菌，癌细胞是另一群更厉害的免疫逃脱者。最初形成的癌细胞为了快速增生，会产生特有的代谢系统，也衍生出特定的细胞表型，免疫大军可根据这些特殊抗原识别癌细胞并清除之。但成也萧何败也萧何，就因为免疫监控的作用，进而形成一种筛选模式，随着时间的推移，只有一些因免疫抗原性低，而使免疫细胞难以识别和毒杀的癌细胞存活下来，此时癌症才被诊断出来。也就是说，被诊断出患有癌症时，免疫系统在理论上是不足的，甚至会保护癌细胞，就像母亲的胎盘会保护胎儿一样，不管胎儿性别、血型与母亲多么不同，也不会有排斥反应。

这些癌细胞通常可演化出好几种方式，以逃脱免疫监控。利用增加或改变本身的某种蛋白质表达，如增加生存蛋白或减少促死蛋白，或直接抵抗来自免疫细胞的攻击，又或是降低或是改变MHC的表达以降低T细胞的识别。甚至演化到后期，癌细胞可调控各种细胞趋化因子来避免免疫细胞的追踪，或分泌抑制型细胞因子来抑制免疫细胞功能。

除了改变癌细胞本身来抵抗免疫细胞外，另一种则是通过分泌各种物质发展出适合肿瘤生长的免疫抑制型肿瘤微环境，以增加癌细胞对免疫系统的耐受性。肿瘤可以通过调控免疫活化与免疫抑制信号间的不平衡，慢慢地将整个肿瘤微环境由免疫活化转变成免疫抑制，达到让免疫大军溃散的地步。免疫活化的肿瘤微环境基本上需要辅助性T细胞Th1、M1巨噬细胞和细胞毒性T细胞进行肿瘤的清除，包括分泌活化型细胞因子如γ干扰素和肿瘤坏死因子α，以及进行毒杀作用。但是当肿瘤微环境偏向免疫抑制后，会吸引或分化出许多抑制型的免疫细胞来协助肿瘤抵抗正规的免疫清除。

首先，调节性T细胞分泌抑制型细胞因子包括β型转化生长因子（TGF-β），同时可迫使细胞毒性T细胞能力耗竭，增加其免疫检查点分子表达如PD-1表达增多，也可通过另一免疫检查点分子CTLA-4与抗原细胞毒性T细胞结合而产生免疫抑制。另外Th2细胞会分泌白细胞介素4（IL-4），促使巨噬细胞分化成抑制型M2，M2可分泌促血管新生和免疫抑制的细胞因子，并且与骨髓来源抑制细胞一起分泌许多不利于活化型T细胞浸润的超氧化物质和细胞趋化因子，达到促进肿瘤生长的肿瘤微环境。

肿瘤免疫逃避的机制造成肿瘤的生长与免疫大军的溃散，其中参与的细胞成员与多种细胞因子、趋化因子和生长因子等构筑成错综复杂的网络系统。人体里有太多的正反馈或负反馈机制，"负负得正、正负得负"的例子太多了。随着科学研究解密，已经有相当多的药物针对不同的免疫脱逃点作为标靶。例如：通过去除负面与加强正面的两种方法，逃避的免疫可以重建，溃散的免疫可以再召集起来，在很多癌症上均有良好的治疗效果。因此如何逆败转胜，是未来最有潜力的治疗方法。

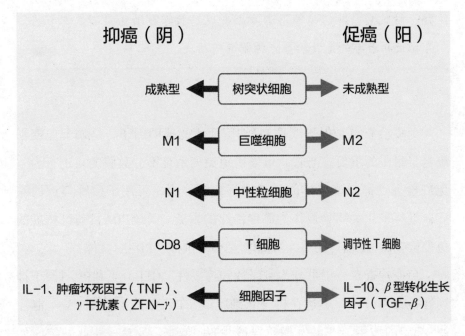

▲ 图 4-2　免疫系统的阴阳分类

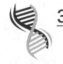

3 最夯的免疫检查点抑制剂

健康解读：免疫检查点抑制剂横空出世，掀起一场癌症治疗革命。目前在市面上销售的几种药物，于黑色素瘤、肺癌、头颈癌、肝癌、膀胱癌、淋巴瘤等患者身上发现了长期存活的案例。本节将介绍近年最夯的免疫检查点抑制剂药物。

免疫检查点是促进或抑制T细胞活化的辅助因子，是调节免疫系统自身耐受的重要参与者，可以避免免疫系统不分敌我的攻击行为。免疫检查点抑制型抗体能间接增强免疫能力，可用于多种类型的癌症，近年来相关药物被作为癌症治疗的主流。美国FDA目前已核准的免疫检查点抑制剂有CTLA-4抗体、PD-1抗体及PD-L1抗体。

免疫检查点分子可分为刺激性和抑制性。CTLA-4 和PD-1属于抑制性检查点分子。表达在树突状细胞以及Treg细胞上的CTLA-4 能控制T细胞的增生，在触发期阶段减少T细胞对一些专一性低的抗原如自体抗原产生免疫反应。特异性T细胞活化至少需要2个活化信号：第一个是T细胞受体TCR与相应的抗原肽-MHC复合物结合；第二个是共刺激分子CD28要与CD80或CD86结合。因为CTLA-4与CD80、CD86的亲和力较强，所以可以盖过它与CD28的结合，如此不只抑制了T细胞活化，也让CD28刺激T细胞的作用消失。利用CTLA-4抗体抑制CTLA-4等于间接增加T细胞CD28被活化的机会，增加T细胞在肿瘤处的累积。

CTLA-4的作用是为了免疫恒定，在触发期将免疫反应弱的T细胞抑制掉以减少自体免疫。而PD-1是在T细胞活化进入作用期后表达量才上升，并与表达在周边细胞上的PD-1配体PD-L1或PD-L2结合，以降低T细胞的活化反应，避免T细胞的过度活化造成周边细胞被自体免疫破坏。这个机制被肿瘤利用以避免被T细胞清除。研究显示，肿瘤微环境内的T细胞及癌细胞（如黑色素瘤、食管癌）会表达PD-1，其配体PD-L1及PD-L2则主要表达于癌细胞及各种抗原递呈细胞。阻止PD-1与PD-L1/PD-L2的交互作用在临床上已证实是很有效的。

其实，T细胞PD-1表达是T细胞被有效活化的证据，通常有新的抗原被认知。但就像免疫的阴与阳一样，没有PD-1的T细胞是没有用的，但过多的PD-1就是T细胞过度活化，使用PD-1抗体能让它再度年轻化，具备攻击力。**事实上，PD-1抗体的主要功能是活化CD28，但直接活化CD28很危险，通过抗体间接地活化CD28才安全。**临床上一用PD-1就有效，所代表的意义是患者体内的肿瘤已经发展出了能识别肿瘤的特异性T细胞了，只是慢性的抗原刺激让它"累了"，或有一些微环境免疫抑制让它暂时失效。所以，炎症反应、病毒相关的癌、接受过放疗的癌、三阴性乳腺癌，吸烟或致癌物引起的"外因癌"较容易发展出特异性T细胞。"内因癌"如带驱动标靶的肺癌，带激素标靶的乳腺癌、前列腺癌，一开始不容易产生特异性的T细胞，PD-1抗体就不容易直接有效，治疗有效的患者，带着PD-1的T细胞会由边缘浸润到肿瘤内部，也分泌干扰素让肿瘤产生更多PD-L1。PD-L1在肿瘤上表达的目的是促进肿瘤生长，会增加控制肿瘤代谢的mTOR表达，PD-L1抗体会降低肿瘤使用糖酵解，间接地帮助T细胞使用糖酵解（T细胞将更有效）。另外，PD-L1抗体的主要作用点也许为周边的淋巴系统，尤其是抗原递呈细胞，而非肿瘤本身，用了PD-L1抗体，会增加有效T细胞到肿瘤区去抗敌。

利用抗体阻断这些抑制受体的癌症治疗方式的不良反应是会产生各种自体免疫反应。临床研究显示单用CTLA-4抗体或PD-L1抗体以及两者并用产生不良反应的比例分别是27.3%、16.3%、55%。产生自体免疫症状者通常更容易见效，临床显示PD-1抗体能让多种癌症患者延长生命，不仅用于一线转移癌，甚至已用于预防复发。但是仍有60%~70%的患者对治疗没有反应且病程继续进展，称为初级抗性，或本来对于PD-1抗体有反应的患者，也有部分后来转变成对治疗没有反应，称为后天抗性，其中一种原因可能是肿瘤失去对γ干扰素（IFN-γ）的反应，或是对微环境的影响。如何提高疗效正是现今肿瘤界最夯的研究题目。比较可怕的是约10%的患者不仅无效，肿瘤反而长得更快，另外约有4%的患者可能一开始看似无效，继续用药又会显现出疗效。

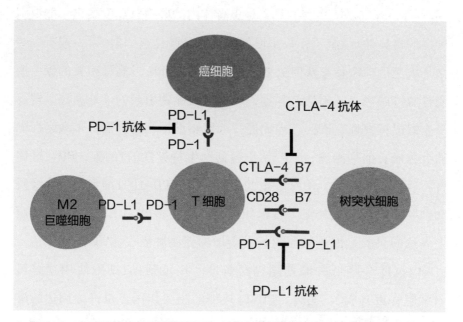

▲ 图4-3　免疫检查点抑制剂机制图。各种免疫细胞分别有其免疫抑制的受体，一旦与其配体结合会产生免疫煞车作用。PD-1抗体、CTLA-4抗体及PD-L1抗体能阻断配体与受体的结合

<u>4</u>　了解8种细胞治疗

健康解读：本节将简单介绍癌症细胞治疗常见的8种方法：LAK细胞疗法、NK细胞疗法、NKT细胞疗法、DC细胞疗法、TIL细胞疗法、特异性αβT细胞疗法、CAR-T细胞疗法与γδT细胞疗法。

　　体细胞治疗，顾名思义就是将体内的免疫细胞取出，经由体外优化的环境培养出具有能力且足量的细胞军团，再回输到身体内进行癌细胞的清除。现行已有多种细胞治疗技术，以下就一一介绍给大家。

　　（1）LAK细胞（淋巴因子激活的杀伤细胞）疗法： LAK细胞疗法是最早出现的细胞疗法，1986年由美国国家癌症研究院主导执行，操作方法为抽取患者体内淋巴细胞后，体外加入白细胞介素2（IL-2）来进行培养与扩增，当细胞数目达到一定程度后，再将细胞回输患者体内。LAK细胞内大部分是非特异性的T细胞与自然杀伤细胞，试验初期发现，大部分患者的病情多少得到了控制，但伴随着较大的不良反应，后续进行大规模的临床试验，发现疗效并不如预期理想，因此之后开始发展其他改进技术的细胞疗法。

　　（2）NK细胞（自然杀伤细胞）疗法： NK细胞在体内主要是负责清除病毒感染或是癌变初期的细胞，因此NK细胞可以不需要其他免疫细胞的协助，即可识别正常细胞经过变异后产生的细胞表面因子，进而执行毒杀作用。NK细胞疗法是分离出患者血液中的NK细胞，再以IL-2活化并扩增后使用。此疗法的特点是提高NK细胞的纯度，将LAK中无用的细胞剔除，可以增加NK细胞清除癌细胞的效率。同时，NK细胞疗法有许多不同的优化技术，例如使用转基因方法产生CAR-NK细胞（嵌合抗原受体NK细胞），带上飞弹导向功能，具有识别肿瘤特异性抗原的能力。

（3）NKT细胞疗法： NKT细胞约占淋巴细胞的1%，主要辨识的标靶为非典型糖脂质。NKT细胞同时具有NK细胞与T细胞的表型，也同时具有毒杀与分泌细胞因子的作用。研究人员发现α-半乳糖神经酰胺（α-GalCer）为NKT特有的抗原，当于体外培养时，可以有效地增殖并活化NKT细胞，进而应用于肿瘤治疗。该方法预防复发比较有效。

（4）DC细胞（树突状细胞）疗法： DC细胞具有吞噬并呈现抗原的能力，主要功能在于呈现抗原后，可以诱导出识别各种抗原的活性T细胞与B细胞。有别于以上介绍的细胞疗法，这一疗法是派遣具毒杀能力的细胞直接清除癌细胞，DC细胞疗法是将血液中单核细胞分离出并分化为DC细胞后，将癌细胞碎片或是人工合成的肿瘤特异性抗原与DC细胞一起共同培养，这些DC细胞即可成熟分化为可呈现肿瘤抗原的教官，再将这群DC细胞打到皮下或淋巴内，于体内诱导活化各种识别肿瘤抗原的T细胞，达到消灭肿瘤的目的。

（5）TIL细胞（肿瘤浸润淋巴细胞）疗法： 肿瘤发生后，有许多免疫细胞会被吸引到肿瘤处试着要清除这些不正常的癌细胞，TIL细胞疗法就是由外科手术取得肿瘤，分离出其中已具识别能力的CD8+T细胞，以体外培养方式大量扩增细胞再回输体内。由于TIL细胞通常已具有识别肿瘤的能力，因此临床试验中大量回输TIL细胞可以看到控制肿瘤生长的效果。但由于TIL细胞的分离步骤较为困难，需要手术取活检，检体内细胞组成复杂，必须经过复杂的分析步骤来确认培养后的TIL细胞是否适合患者回输，因此执行上有一定的难度。

（6）特异性$\alpha\beta$ T细胞疗法：$\alpha\beta$ T细胞占体内淋巴细胞比例最多，它们的活化需要树突状细胞加上抗原的帮忙才能产生识别特异性抗原的能力，拥有抗原识别能力后即具有极高的工作效率，可以有效清除表达特异性抗原的不正常细胞，并且可以产生记忆，持续地保存在人体内，因此可以有效预防特定肿瘤的复发。这种特性是后天免疫才有的，无法被先天免疫所取代，也因此现行细胞疗法有许多都着重于改善并增进$\alpha\beta$ T细胞的功能。$\alpha\beta$ T细胞疗法是以IL-2与CD3抗体刺激活化血液中的$\alpha\beta$ T细胞，由于此方法活化的$\alpha\beta$ T细胞无法识别肿瘤标靶，因此必须使用一些工具协助T细胞，例如双特异性抗体，一端是抗CD3，可结合到$\alpha\beta$ T细胞上，另一端是抗肿瘤特异性抗原，如此即可驱使活化的$\alpha\beta$ T细胞攻击并清除特定癌细胞。另外，使用转基因技术使$\alpha\beta$ T细胞表达特定抗原的受体也可达到同样的效果，例如CAR-T细胞疗法。

（7）嵌合抗原受体 T 细胞（CAR-T）疗法：CAR-T细胞疗法是以基因工程方式让T细胞表面表达具有识别肿瘤特异性抗原的嵌合抗体。此疗法的优势在于嵌合抗体是由人工合成的，因此可以依据不同的肿瘤特异性进行靶向设计。不过，有效的CAR-T细胞回输体内后就像双刃剑，当挑选的肿瘤特异性抗原同时也少量表达于正常细胞上时，CAR-T细胞也会攻击正常细胞，对于有些患者则会造成严重的不良反应。因此，针对回输CAR-T细胞的安全性，必须要审慎评估。目前，此疗法在临床上针对白血病有很好的效果，由于在白血病患者身上产生的不良反应有完善对应的疗法，因此治疗白血病相关的CAR-T产品已上市。

（8）$\gamma\delta$ T细胞疗法：人体淋巴细胞中有1%~5% T细胞表达$\gamma\delta$ T细胞受体而不是常见的$\alpha\beta$ T细胞受体，其识别的标靶为磷脂质相关抗原，通常表达于细菌感染或是特殊代谢路径异常的癌细胞上。$\gamma\delta$ T细胞就像NK细胞一样，可以不经过其他免疫细胞帮忙即可直接毒杀异常细胞。另外，最近许多研究指出，$\gamma\delta$ T细胞也具有后天免疫反应的功能。因此，$\gamma\delta$ T细胞在细胞疗法中的潜力令人期待。$\gamma\delta$ T细胞疗法的操作培养方法简单，细胞扩增效率良好，临床试验的效果显示，利用$\gamma\delta$ T细胞疗法，多种癌症患者（骨癌、晚期肾癌、晚期前列腺癌等）病情稳定，部分病情得以缓解，并且使用上较安全，鲜少产生不良反应。当然，$\gamma\delta$ T细胞具有某些免疫抑制的不良反应，直接治疗癌症仍差一步。因此配合增进$\gamma\delta$ T细胞疗效的方法，尤其是搭配热疗法，在未来的应用非常重要。

除了以上细胞治疗外，尚有许多具清除肿瘤潜力的免疫细胞正在进行相关的研究，未来的发展不外乎增加细胞治疗的疗效与安全性，希望能够合并其他治疗或是基因修饰来达到两者间的平衡。

5 炎症与抗氧化

健康解读：各种疾病的发生，包括癌症、高血压、糖尿病等，都是在自由基伤害与炎症反应不断累积下造成的。发炎是为了组织修复，而修复又与细胞增生、组织移动、血管增生息息相关（跟癌症很像）。癌也被称为"不愈的伤口"，这是由于持续不断的炎症反应和糖酵解作用交互作用。癌症治疗上，若配合一些抗炎或是改善线粒体功能的药物，都能增加疗效！

活性氧（ROS）如羟基自由基（·OH）、脂质自由基（ROO·）和超氧阴离子（$O_2 \cdot -$）不断在细胞中代谢产生，自由基细胞中的2个主要来源，一是由线粒体电子传递链在传送电子的过程中渗漏产生，二是由细胞膜上的NADPH氧化酶产生。自由基不全然都是坏的，它是细胞信息传递或控制非常重要的媒介。但过与不及（不平衡）都不行。哺乳动物细胞内有许多抗氧化物质，如蛋白质（超氧化物歧化酶SOD、谷胱甘肽过氧化物酶等）、尿酸、肌酐、视黄醇等，以及维生素如维生素C、维生素E和维生素A等，能避免活性氧伤害细胞膜、脂蛋白以及去氧核糖核酸。**几乎所有的病，包括动脉粥样硬化、癌症、炎症和衰老都跟活性氧和自由基氧化导致的伤害有关。**

炎症是哺乳动物体内出现的一种局部反应，寄生虫、致病性微生物、有毒化学物质和物理性组织损伤等都会引发炎症反应。炎症反应分为急性和慢性，急性炎症反应是一个短暂的过程，持续数分钟至数天，主要特征是血浆蛋白或渗漏的液体和白细胞进入血管外区域，通过细胞或血浆产生的化学因子导致炎症，其典型症状有肿胀、发红、疼痛、发热和功能丧失。急性炎症反应包括增强血流到炎症区域，血管舒张和血管通透性增加，血浆渗漏，吞噬细胞迁移到周围组织。急性是好事，慢性就不是好事了。

炎症期间第一个改变是血流变化和小血管口径的改变，内皮细胞的改变促进微血管通透性增加，导致体液渗漏到血管外区域；血管中液体减少改变血液黏度并降低流速，使得白细胞黏附在内皮细胞，然后穿过血管壁进入细胞间质到达受损区域。

有研究显示，活化的中性粒细胞、嗜酸性粒细胞、单核细胞及巨噬细胞在炎症部位会产生活性氧及溶酶体水解酶，导致炎症部位出现不少自由基。活性氧代谢物可直接作用于膜脂，并增强膜的流动性和渗透性。过氧化氢会导致ATP的量急剧下降，诱导线粒体肿胀和膜损伤，并导致DNA链断裂。

在炎症反应期间，吞噬细胞分泌多种酶，这些酶可以分解细胞外基质蛋白，并导致炎症过程的扩增。活性氧自由基还可以通过增加趋化性和血管通透性蛋白吸引更多的巨噬细胞或白细胞到达炎症部位。炎症也会产生热，此为内生源热。内生源热代表正在产生很强的免疫刺激，与由体外给热、泡温泉完全不同，外在给热不会引发炎症反应。外在给热只能帮助体内生热的发展，所以治疗癌症要以通过局部产生炎症反应为主，"热"只是辅助工具。电热疗法给热会激发免疫反应，一般热疗给热，只是帮助免疫反应。

炎症反应表面上看似"增加"免疫力，"杀死"非我族类，但事实上，发炎的目的是为了修复，这一修复与癌变很像，都有细胞增生、组织移动、血管生长等机制。所以放任发炎是"促癌"，癌也被称为"不愈的伤口"。癌之所以不愈，就是因为持续不断的炎症反应，持续不断的糖酵解。如果用上抗炎药加上线粒体功能改善药，伤口的复原就会加快，癌症的治愈率会因为抗炎及线粒体功能改善而增加。针对线粒体而发展的抗氧化剂目前正在积极研发中。ω-3脂肪酸、萝卜硫素、姜黄素、有机硒及许多常用的抗氧化剂之所以能改善癌症治疗的效果，原因也在于此。

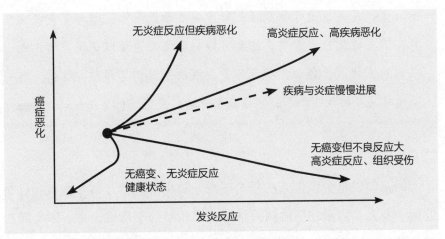

▲ 图 4-4　癌症恶化与炎症恶化可能同步走高（右上角），同步走低（左下角），也可能不同步（正上方与右下角）

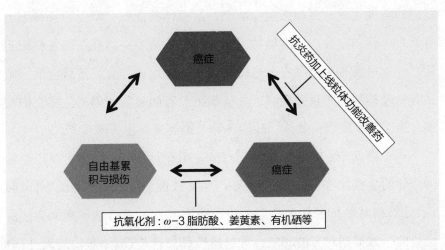

▲ 图 4-5　各式疾病的产生（包括癌症），就是自由基损伤与炎症反应不断累积造成的。若平常能补充抗氧化剂或是使用一些抗炎药，往往会有加乘的效果

6 免疫的阴与阳

健康解读：抑癌、促癌，发炎、抗炎，氧化、抗氧化，缺氧、供氧，这些与免疫系统相关但又彼此对立的词汇，造就了奇妙的平衡。这也是免疫治疗的基础。治疗引发细胞死亡，增加了免疫炎症；但炎症反应太严重，就要有抑制炎症的力量以保持平衡。免疫细胞家族成员复杂，功能各异，具有明显的"阴阳"特性。唯有维持免疫的动态平衡，才是让整体治疗更有效的方法。

阴阳学说是中国古老的哲学理论，被用来概括万事万物相互对立的两个方面。阴阳相互协调而维持机体相对的平衡性，是人体生理功能的基础。细胞里充满了相生相克的循环，而又彼此环环相扣，比如癌细胞糖酵解作用高，线粒体功能就会降低；癌细胞外酸度高，癌细胞内的酸度就低；自噬细胞功能高，溶酶体功能就会降低；各种细胞有死亡，就一定会造成大量的巨噬细胞进行清除；治疗引起各种细胞死亡，就可能有免疫反应，也就会出现炎症反应，有炎症反应就一定又有免疫抑制的力量来牵制。免疫细胞具有明显的阴阳相生相克的关系，由于其家族成员复杂，功能各异，更需要一套平衡系统。

再举个例子：辅助性T细胞分Th1、Th2两类，Th1细胞主要产生细胞介导的免疫反应，Th2细胞主要产生体液性免疫，正常情况下Th1和Th2处于相对平衡的状态，当一些致病因素发生而打破平衡，会使占优势的一方抑制对方的功能，如过敏性鼻炎就是Th2细胞功能大过Th1细胞造成的。人体内也有抑制过度免疫反应的调节性T细胞，平时它可以避免体内不正常的自体炎症反应，但若存在于肿瘤内就变成抑制肿瘤免疫反应的抑制型细胞，所以肿瘤内的免疫环境也有阴与阳之说。

免疫检查点抑制剂能将抑制抗肿瘤免疫细胞的作用予以解除。当肿瘤的环境是偏向炎症反应或浸润的免疫细胞较多时，免疫检查点抑制剂会更有效，这种肿瘤称之为具免疫源性肿瘤，又称为热肿瘤；反之若无免疫源性肿瘤（冷肿瘤），使用免疫治疗的效果就不好，也不容易治疗。冷肿瘤并非无解，若能先把冷肿瘤变成热肿瘤，如将树突状细胞制成疫苗，可让抗肿瘤T细胞活化并改善肿瘤微环境，将没有T细胞浸润的冷肿瘤转变为有大量T细胞浸润的热肿瘤，突破免疫疗法的瓶颈。**电热疗法也有这种功效，能将冷肿瘤转变为热肿瘤。**

然而肿瘤内扮演阴与阳的免疫细胞不仅仅是调节性T细胞，巨噬细胞也有自己阴阳平衡的方式。巨噬细胞是一种免疫细胞，会受当时微环境的细胞因子或信号活化分成M1及M2两大类，M1的主要作用是快速将入侵体内的病原体吞噬并分解，产生促发炎症反应的细胞因子，刺激活化其他类型的免疫细胞；M2的主要作用是抗炎或抑制免疫系统，参与伤口愈合、组织修补、血管生成及改变基质环境，这两种行为都是身体正常过程所必需的，然而它们的不平衡也有可能促发癌症。

肿瘤中存在的巨噬细胞称之为肿瘤相关巨噬细胞（TAM），当肿瘤形成的早期主要是M1肿瘤相关巨噬细胞浸润为主时，会分泌促炎细胞因子而抑制肿瘤生长，而有些癌症被发现是因为M1不适当地促发了慢性炎症，并产生导致DNA损伤的物质而促进肿瘤发展；相反，若无法抑制肿瘤生长，会让肿瘤内的M1逐渐转变为M2。虽然目前机制尚不清楚，但可能与肿瘤微环境的信号有关，M2会分泌大量的抗炎细胞因子来抑制T细胞活化，以及改变基质环境而利于肿瘤生长。有研究指出，肿瘤内M2的高表达与不好的预后相关，故使M2肿瘤相关巨噬细胞转变为M1肿瘤相关巨噬细胞以改变不好的肿瘤微环境，再配合免疫检查点抑制剂、化疗或标靶药物来治疗癌症，是目前许多科学家研究的方向。

研究发现，在对Her2/neu抗体治疗具抗性的乳腺癌小鼠中，于肿瘤内注射IL-21能使M2转变为M1，恢复对Her2/neu抗体治疗的有效性；或是不同剂量的放疗会改变M1/M2的分化，中等剂量的放疗可使肿瘤浸润巨噬细胞向M1分化，过高或过低都会偏向活化M2，主要是因为放疗会活化不同亚型的NF-kB聚体，不同亚型的活化会导致巨噬细胞走向M1或M2。另外，在许多将M2转变为M1的文章与方法中，在动物实验都能证明有效，但在人体上我们一定要了解，一味增加M1必定伴随高炎症反应，**所以促进M1或促进M2的药物的使用应该在不同时期的微环境下有所调整，使得M1和M2维持平衡，使肿瘤成为一种可控的慢性病。**

必须通过免疫动态平衡，过与不及都会危害宿主，唯有取得体内免疫的动态平衡才是让个体健康的状态。

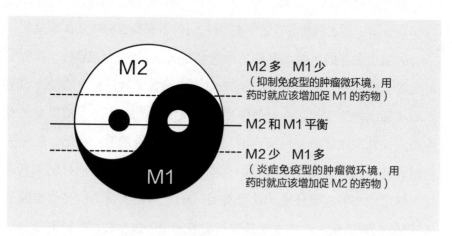

▲ 图4-6　阴阳的观念不仅用于理解免疫细胞间的恒定，更可应用于治疗策略，对于不同的肿瘤微环境，应有不同的药物使用比例

7 传统治疗是免疫治疗的一部分

健康解读：癌症治疗观念上应该一切以是否能提升免疫系统的自愈能力为最终目的。在手术前短暂的同步放疗、化疗后再开刀，激发出免疫力，像"原位疫苗"的观念，能提高治疗成功率。或许，该换个方向思考，使用传统的放疗与电热疗法作为提升且重建免疫力的绝佳利器。

还记得30年前我在美国进修时，曾经问过指导教授一个问题：为何化疗正常剂量打5次的效果，却比不上局部放疗加低剂量化疗打2次对转移癌的控制力？指导教授一时似乎也无法回答，只说临床试验的结果确实比较好。那时心中就认为这一定是免疫力造成的结果，只是苦于当时没有相应的研究方法进一步佐证。2007年在《自然》（*Nature*）杂志上的一篇文章指出，给予小鼠致癌物200天后，留下尚未患癌小鼠，再给药去除后天免疫力的各种抗体，这些失去免疫力保护的小鼠马上患癌。文章推论，一开始免于肿瘤生长是因为"免疫平衡"，当"免疫逃避"的肿瘤出现，肿瘤就快速生长。这样的结果也证实了免疫在癌症预防上的重要角色。至于免疫在癌症治疗上发挥的作用，另篇研究指出，给予肿瘤内注射化疗药时，同步破坏小鼠的免疫力，有效的化疗就会失去效果。类似的结果也能在放疗时观察到。因此免疫力也是治疗癌症成败的关键。

免疫力要尽量在手术前得到，我主张手术前先进行短暂的放化疗，再进行手术。因为有足够的证据显示，同步放化疗激发出的免疫力最明显，趁着尚未开刀，把握"原位疫苗"的机会。所谓原位疫苗法，数次的同步放化疗就可能达成，对直肠癌已是例行性的做法，而加上电热疗法是我们建议的方法。如果能再加上局部肿瘤注射免疫增强剂，效果应更好。治疗要造成"免疫性死亡"，单次5Gy左右的照射，或是肿瘤内注射化疗药产生的效果最好，各种治疗皆宜加上电热疗法，由于电热疗法会引发"危险因子"向细胞外释出，因此引起的免疫反应较强。

有些患者会问，如果完全只用免疫治疗不加传统的手术、化疗或放疗行不行？答案是不行，因为证据显示，免疫治疗的长期控制不到20%；大部分Ⅰ至Ⅲ期的患者仅用传统的治疗也有50%以上的效果。所以对于非Ⅳ期癌，免疫治疗最多只能为辅助性治疗，不能作为主要治疗。过大的肿瘤本身就会抑制免疫力，造成免疫系统失效，传统癌症治疗还是目前消除大多数肿瘤的最有效的方式。Ⅲ期肺癌，未接受放疗者（以手术治疗），加上维持性化疗（连续化疗约1年），有报告证实可延长寿命；但接受过标准放化疗者，再加上维持性化疗，则用处不大，若加上维持性标靶药也不一定有确切的结论；但放化疗后加上维持性免疫治疗如PD-L1抗体却有延长寿命的作用。这间接证明，简单的同步放化疗后很可能产生某种程度的特异性T细胞，让以后的免疫检查点抑制剂更有效，而且患者总共需要的化疗次数与强度也最少；但继续使用维持性化疗并不会让2个月内的放疗既得的免疫力加分。免疫治疗后再手术，也是理论上很合理的做法，在肺癌、膀胱癌已有不错的佐证。

总体来说，现在的癌症治疗观应该以是否能提升免疫系统的自愈力为最终目的。传统的癌症治疗应该视为帮助免疫系统清除障碍，并重建免疫力的武器。如果在执行传统治疗时，完全不考虑免疫力的激活，而只为消除肿瘤，这样的方式是过去30多年的传统思维。但医学是讲求临床试验证据的，免疫治疗用于辅助性疗法的真正效果还需进一步验证。目前仅对Ⅲ期肺癌及黑色素瘤进行的辅助性免疫检查点抑制剂治疗有延长寿命的作用。

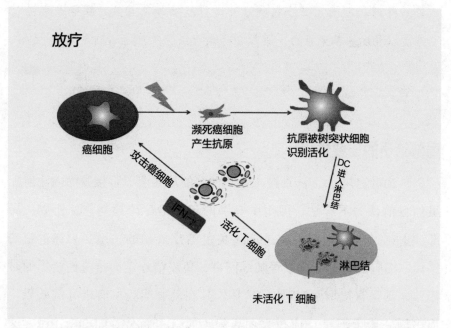

▲ 图 4-7　癌细胞接受放疗或化疗，濒死的癌细胞抗原被抗原递呈细胞（树突状细胞、巨噬细胞）识别而活化。接着，在淋巴结活化 T 细胞或干扰素等物质，对癌细胞进行攻击

<u>8</u> 免疫检查点抑制剂使用心得

健康解读：现在免疫检查点治疗虽然很迷人，但治疗成功率只有两三成。对癌细胞转移的患者没有标准疗法。我们主张在使用免疫治疗药物期间，若能在病灶处进行放疗加上电热疗法等局部治疗，以激发基础免疫力，再配合代谢疗法，有可能达到最大效果。

局部给予的重要性

自20世纪初，Coley毒素（含几种菌的培养液）直接肿瘤内注射，虽然目前认为不合法，但很少有别的免疫治疗能超越它。所以，局部注射以及含有细菌可能是Coley免疫治疗成功的关键。自20世纪80年代，细胞因子、干扰素等陆续问世，免疫治疗走向全身性给予的时代，尤其是直接增强T细胞的抗体，其在动物实验虽有极好的效果，但多因临床上不良反应过大而告终（如CD40抗体、CD28抗体）。这些药只剩下局部肿瘤直接注射一条路了。自从免疫检查点抑制剂问世后，大家发现抑制抑制点比直接刺激增强点不良反应小很多。所以，局部肿瘤注射各种能直接增强免疫力的药剂与全身给予抑制抑制性免疫力的抗体是将来一个很可能有效的方法。

我们团队主张以放疗加上热疗法，在局部先激发出基础免疫力，再想办法局部注射免疫增强剂，配合低剂量的全身注射2种免疫检查点抑制剂。我们并不太赞成高剂量的化疗加上免疫检查点抑制剂一起用，如果必须一起用，化疗剂量不能太高。比较为大家所接受的观点是放疗与免疫检查点抑制剂是最佳拍档，不仅因其效果显著，肿瘤不容易快速生长，而且能通过放疗引发"隔山打牛"效应。我们团队偏好多靶点的放疗，或是合并超低剂量大范围的照射以激发出免疫反应。

代谢的重要性

针对免疫检查点的治疗，显然已经改变了整个癌症治疗的策略。但仅有部分患者受益，有什么方法能够唤醒T细胞，也能与免疫检查点抑制剂并用？这终究要由代谢负责。

我们已经说过，免疫细胞不仅在效应T细胞（Teff）要有兵源，更重要的是中央记忆型T细胞（Tcm）能源源不断地供应兵源。Tcm与Teff的代谢改变起着非常重要的角色。Teff与糖酵解作用关系更密切，所以抑制糖酵解就会让T细胞向Tcm倾斜，降低糖酵解也会降低调节性T细胞（Treg）向肿瘤方向发展。当氧气充足时，HIF-1α蛋白降解，糖酵解作用也会下降。此时，要达到长期有效，脂肪酸代谢与线粒体本身必须加强。缺氧时易增加葡萄糖运输效率，缺氧的细胞容易分化为Th17型T细胞，所以改善缺氧、增加线粒体代谢，为重要的增强免疫力的方法。因为只要肿瘤的糖酵解被削弱，Teff细胞糖酵解所需的葡萄糖就不缺了，重点反而是T细胞的线粒体功能要加强。有报告指出，PD-1的表达会削弱T细胞的线粒体功能，使之老化，而PD-1抗体会抑制PD-1，使之年轻化。所以增强T细胞的线粒体功能是关键。

临床经验

先用一般的化疗、放疗将肿瘤总体积尽量缩小，然后找一个大些的残留肿瘤，局部注射免疫检查点抑制剂搭配放疗和电热疗法，以创造某种"原位免疫变化"，此时加入CTLA-4抗体特别重要，当局部产生免疫力时，才考虑全身的PD-1抗体治疗，此时维持肿瘤外记忆T细胞能够不断供应到各肿瘤区域内，改善代谢的手段就显得很重要。

PD-1抗体因为药效持久，相对毒性低，所以特别令人心动。PD-L1高不一定与PD-1抗体疗效有关。简单判断方法为：检验PD-L1表达较不准，改看肿瘤免疫分数高、肿瘤突变总量高、DNA错配修复缺陷，更能准确判断治疗效果；患者血清乳酸脱氢酶（LDH）高、C反应蛋白（CRP）高、淋巴细胞比例低、身体活动状态ECOG PS＞2分、嗜酸性粒细胞＜1.5%、中性粒细胞高以及血小板过高，皆是无效的快筛指标。

其他有用治疗经验如下：

（1）CTLA-4抗体与PD-1抗体两药并用比单用PD-1抗体效果好，不过剂量要减，如此既可保证疗效，省钱又可降低不良反应。

（2）与血管新生抑制剂等血管标靶药并用，促进T细胞进入肿瘤区。

（3）电热疗法可增强免疫力，与免疫检查点抑制剂并用也有一定效果。

（4）肠道菌群是维持正常免疫恒定的重要物质，维持肠道有大量的有益菌对免疫检查点抑制剂的治疗有帮助。

（5）与低剂量IL-2并用，以增加淋巴细胞数量。

（6）血小板是分泌免疫抑制型细胞因子TGF-β的重要来源，服用抗血小板药物如低剂量阿司匹林，不仅有利无害，有时还小兵立大功。

（7）与细胞周期阻断剂并用，能增强PD-1抗体的效果。

（8）口服降胃酸药（质子泵抑制剂）也能降低细胞酸性，高压氧也能降低酸性。

（9）降脂药及降糖药会增加线粒体功能，能让记忆T细胞更健康。

（10）尽量与放疗并用。曾经做过放疗的患者，使用PD-1抗体治疗的效果也较好。

（11）CTLA-4抗体或PD-1抗体皆可能引起肿瘤"更快生长"，发生率为10%～20%，相当恼人。真正的原因不明，但与肿瘤相关巨噬细胞（TAM）有关。我们有一种能杀死TAM的方法，并且效果相当不错。

（12）补充足够的免疫细胞需要的养分如谷氨酰胺、精氨酸，以免癌细胞在微环境内抢夺太多养分，导致需要养分的淋巴细胞补给不足。

（13）维持略低的甲状腺功能有助于肿瘤控制。

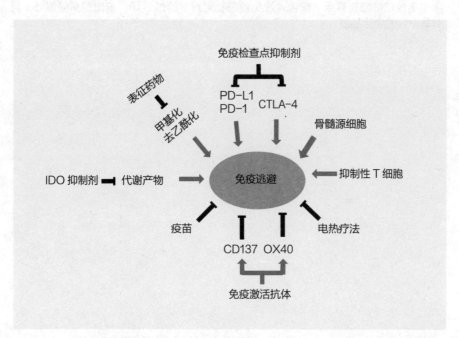

▲ 图4-8　降低或增强免疫检查点抑制剂作用的方法　➡为减少疗效，▬为增强疗效

2016/05 肺部转移　　　　　　2018/04 治疗 2 年

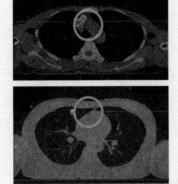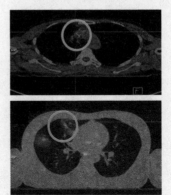

▲ 图 4-9　35 岁女性鼻咽癌患者，在 2015 年诊断并接受标准同步放化疗治疗，原发肿瘤完全消失。1 年后，产生肺转移（圈起处）。因为上一段化疗的痛苦，患者选择使用放疗肺部转移点，配合 4 次免疫药物治疗。经过 2 年，未出现其他病灶，且有非常好的生活品质

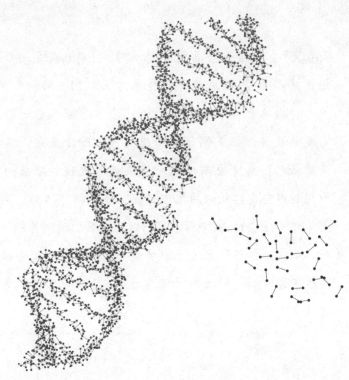

Chapter 5

癌症的热疗法——
自愈力的一大帮手

　　复杂的生物问题要用简单的物理方法解决。局部温度升高是自愈力的帮手，吸收电流能量以活化细胞膜和线粒体，是自愈力的盘石。

1 癌症热疗法的基本认识

健康解读：西方医圣希波克拉底曾说："给我发热，我能治疗任何疾病。"发热能启动身体特殊防卫机制（例如免疫细胞），释放各种内源免疫机制启动的干扰素，癌症患者进行免疫治疗常有发热反应，如果例行性给退烧药，防止发热，其存活期反而是降低的，患者发高烧反而代表效果较佳。癌症的热疗法就是希望利用与发热相似的生理特性，将局部肿瘤加热至正常体温以上（39～42℃），以增加癌症治疗的效果。该治疗能加强化疗、放疗、免疫治疗与标靶治疗的功效。在临床试验上可以发现，热疗法除了能增加合并治疗的效果之外，也能有效降低疼痛，提高患者的生活品质。

对自然界而言，温度是决定一切化学反应的基础。温度代表分子间的振动，绝对零度（–273℃）表示的是，没有任何分子在振动，一切死寂。对人体而言，发热通常指的是高于正常体温的状态。西方医圣希波克拉底曾说："给我发热，我能治疗任何疾病。"可见人们几千年前就观察到，发热对于疾病的治疗效果。从生理学角度讲，体温来自能量代谢，以及从环境吸收热能。人体的体温维持在一个狭窄的范围内，通过热的负荷与适时散热来维持某种平衡。而发热是身体一种全身性对抗各种感染的保护机制，以升高体温的方式表现出来。

发热状态下，身体的氧气消耗上升、代谢速率增加，呼吸和心跳会因此加快。当发热超过42℃时，蛋白质的氧化与磷酸化会导致许多蛋白酶失去功能。肝脏细胞、血管内皮及神经组织对这些反应最为敏感，其他器官组织也会被波及。因此当发热超过42℃时，患者会出现多器官衰竭的危险。既然有危险，为何又说发热是一种保护机制呢？因为，**发热能启动身体特殊防卫机制（例如免疫细胞），加速新陈代谢以进行组织修复。**另外，发热还有一项重要的功能，就是释放干扰素，而干扰素是各种内源免疫机制启动的基础。癌症患者进行免疫治疗常有发热反应，如果例行性给退烧药，防止发热，其存活期反而是降低的，而患者出现高热反应则代表效果较佳。随着身体温度升高，会刺激下丘脑前叶，使全身出汗和皮肤血管舒张，自然降温。

全身热疗易造成不正常的生理状态和严重的炎症反应，若温度高于40℃，且时间稍久，危险性很高。一般的热疗法则是着重局部加热，**希望利用与发热相似的生理特性，将局部肿瘤加热至正常体温以上（39～42℃），以增加癌症治疗效果。**一般而言，在发热可接受温度范围内的热疗法，可以改善肿瘤血流供给及缺氧状态，增加抗癌药物的反应，并且阻碍癌细胞的DNA修复能力，改善肿瘤微环境，使患者较易诱发自身免疫力，以打击癌细胞。因为热疗法的这些物理特性，所以能加强化疗、放疗、免疫治疗与标靶治疗的功效。在临床试验上可以发现，热疗法除了能增加合并治疗的效果之外，也能有效降低疼痛，提高患者的生活品质。

目前市面上除了发热温度可接受的热疗法外，更有作用温度大于70℃的射频消融与作用温度介于50～60℃的海扶刀（一种高强度超声聚焦肿瘤治疗系统），后者比较接近外科手术，着重于局部小型肿瘤（3～5厘米）消除，不适合大型肿瘤或大区域的治疗，并无免疫调节的作用。低温的热疗法需配合其他治疗方式。以下是几种癌症治疗热疗法：

表 5-1　几种热疗法的比较

温度	热治疗名称	适应证	限制	肿瘤大小	侵入性	合并治疗
＞70℃	射频消融	肝癌神经阻断	血管旁器官边缘	＜3厘米一次治疗	需定位针刺	无
＞50℃	海扶刀（超声波）	子宫肌瘤骨转移	空气及骨骼无法穿透，超声波影像必须良好	一次治疗一个点，累积治疗一个体积	需麻醉	无
40～44℃	常规热疗法					
	P厂牌（美国Pyrexar公司）	限腹腔肿瘤	空气边缘易过热	30厘米内可多次治疗	无	需合并治疗
	Y厂牌（日本Yamamoto Vinita公司）	脑部以下肿瘤皆可	脂肪易过热	30厘米内可多次治疗	无	需合并治疗
	O厂牌（匈牙利Oncotherm公司）	全身肿瘤	不讲究温度升高，讲究能量吸收	30厘米内可多次治疗	无	需合并治疗
＜40℃	远红外线	以保养为目的	不易升温	全身	无	需合并治疗

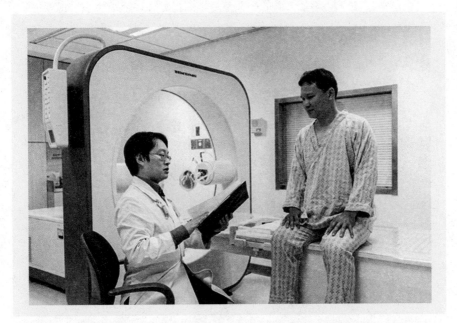

▲ 图 5-1　患者接受热疗法前，医师会做详细说明（图由新光医院肿瘤治疗团队提供）

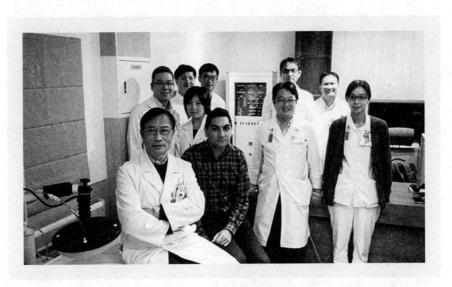

▲ 图 5-2　新光医院肿瘤治疗团队。左一为科主任季匡华医师，即本书作者

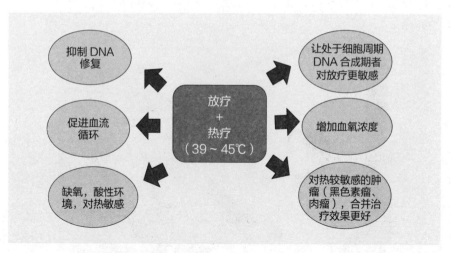

▲ 图 5-3　热疗法增加放疗疗效的机制

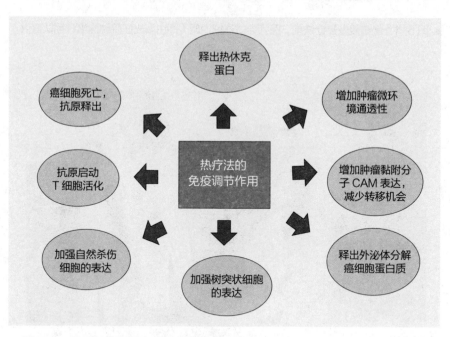

▲ 图 5-4　热疗法能通过 8 种机制增强免疫力

2　热疗法能提升各种疗法的疗效

健康解读：热疗法主要可以用来辅助提升各种癌症治疗的疗效，尤其是放疗和化疗；此外，热疗法已有基础试验佐证能促进抗癌免疫力，因此热疗法也可配合免疫治疗。电热疗法是除了热之外又加上电能，且不主张温度太高，产生免疫力的效果更明显，甚至被称为免疫治疗机。临床上也有转移性癌症病例运用电热疗法治疗部分肿瘤后产生远隔效应，即所谓的"隔山打牛"效果，诱发出自身抗癌免疫力。若加上新兴的免疫检查点抑制剂治疗，与电热疗法双管齐下，或许为强化抗癌免疫力的绝妙组合。

　　热疗法是一个历史悠久的癌症治疗策略，早已写在放疗相关教科书中。热疗法主要可以用来辅助提升各种癌症治疗的疗效，尤其是放疗和化疗；此外，热疗法已有基础实验佐证能促进抗癌免疫力，因此热疗法配合免疫治疗也值得期待。

　　热疗法41～43℃的温度可使癌细胞更容易被放疗或化疗杀死，即所谓的放疗增敏或化疗增敏效应。例如，可以用相对较低的放射剂量达成相同的治疗效果，减少高剂量的放疗可能引起的不良反应。而且，热疗法和放疗之间存在着巧妙的互补作用，对放疗有抗性时，对热疗法则比较敏感，例如热疗法可导致肿瘤缺氧、pH偏酸环境、细胞分裂周期中的DNA合成期营养不足或生长较慢，这也是为什么热治疗可以加强放疗效果的另一个原因。由于肿瘤组织和正常组织在血管结构及微循环存在差别，肿瘤的血管是不健康的血管，故容易蓄热，而正常组织的血管可正常调节温度以散热，加热时肿瘤组织温度要高于周围正常组织3~7℃，因此在对癌细胞进行杀灭的同时，对肿瘤周围的正常组织影响并不大。热疗法增强化疗或放疗的原因主要是DNA修复蛋白在41℃左右就会被破坏掉，形成无法修复DNA的肿瘤，自然容易被放疗或化疗杀死。

传统热疗法已做了很多年，许多临床研究表明，在各种不同的癌症中都发现放疗加上热疗法比单做放疗有较高的肿瘤完全反应率、局部肿瘤控制率和患者存活期。另有临床试验发现，高风险的局部软组织肉瘤以热疗法合并化疗后加手术和可能的放疗，可显著改善局部区域性的肿瘤控制，其结果已发表在重量级期刊上。我们也针对骨转移患者进行了一个随机临床试验，发现放疗加上热疗法比单做放疗有更快、更好、更持久的止痛效果。我们也正评估复发头颈癌使用低剂量同步放化疗合并热疗法的效果和安全性，初步结果相当鼓舞人心，约六成患者肿瘤完全消失，总存活期中位数近2年，优于过去文献上复发头颈癌的治疗效果。相信这一治疗策略会为这群预后不佳的复发头颈癌患者带来新的治疗契机。我们的经验是：针对局部肿瘤，传统热治疗与放疗并用可以增加局部控制率。

热疗法一直以来被视为一种免疫治疗，原因是它在抗癌免疫循环的多个方面都有其正面作用，包括加强肿瘤抗原呈现、促进热休克蛋白的合成、强化免疫细胞功能，甚至有研究指出，热疗法能促进专一性抗癌免疫力的产生。电热疗法是除了热之外又加上电能，且不主张温度太高，产生免疫力的效果更明显，甚至被称为免疫治疗机。临床上也有转移性癌症病例运用电热疗法治疗部分肿瘤后产生远隔治疗效应，即所谓的"隔山打牛"效果，可诱发自身抗癌免疫力。然而实际发生的临床病例目前并不多，若加上新兴的免疫检查点抑制剂治疗，与电热疗法双管齐下，或许为强化抗癌免疫力的绝妙组合。比方说，Ⅰ期膀胱癌刮除完毕会以膀胱灌注化疗灌洗数次。若灌洗化疗药物，就配合传统热疗法以防复发；若灌洗卡介苗，就配合电热疗法以求免疫之功。所以转移的癌症，以电热疗法改善肿瘤微环境以产生免疫力为目的。最佳的运用方法在于不同的临床条件。我们已朝这个方向努力多年，为了增加局部控制率，以传统热疗法优先；为了提升免疫力，以电热疗法优先。期许能在各种热疗法的配合下，让癌症治疗变得更有效、更轻松。

1. 传统热疗法的SWOT分析

优点（S）	缺点（W）
• 升温快，功率强。 • 放疗增敏效果明显而肯定。 • 可与化疗配合。	• 控温不当会损伤组织。 • 治疗中热刺痛感较强烈。 • 只追求升温，忽略选择性。
机会（O）	威胁（T）
• 热疗机加上质子机局部增敏作用直逼重离子机。	• 局限于增加局部控制率。 • 电热疗机来势汹汹。

2. 电热疗法的SWOT分析

优点（S）	缺点（W）
• 可与各种疗法配合使用，包括中医与细胞治疗。 • 不良反应小。	• 发展历史短，好的临床试验不多。 • 医学界认同感仍然有待加强。
机会（O）	威胁（T）
• 免疫治疗。 • 自愈的观念。 • 运用于越来越多的临床试验。 • 非癌症的治疗机会大。	• 教学医院采购不多。 • 太多以姑息性为目的的治疗。

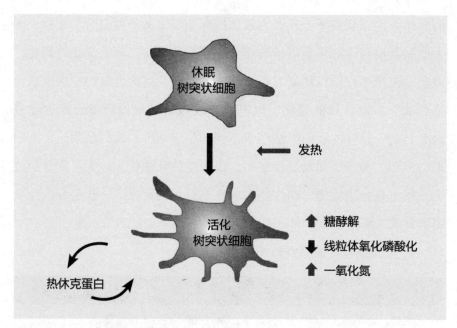

▲ 图5-5　热休克蛋白是活化树突状细胞的一个关键

3 进阶版热疗法

健康解读：传统的热疗机功率高，治疗范围内可全面加热到 40~42℃，能非常肯定地增加局部控制。但万一配合的放疗或化疗无效，提高温度也有可能因为增加肿瘤代谢率，增加血流量带来更多养分，或是41.5℃以上的温度损伤，而起到反效果。纳米电热疗机温度并不高（<40℃），但多了电流，电流选择性地仅作用在癌细胞膜上的特殊位置而非全面加热。

在此要介绍一个新的热疗法概念与方法，是一个结合热与电的治疗法。其实它说新也不算新，早在20世纪80年代，纳米电热疗机就已经在德国上市，目前每年超过10万人次的治疗在进行中。只是，台湾地区和大陆还在起步阶段，因此又说它是新的概念与方法。

一般而言，传统热疗法针对肿瘤局部治疗有2个主要优点：

（1）当肿瘤加热时，在加热的过程中会增加血流，血流增加，氧气就增加，氧气越多，放疗效果则越好。传统放疗的失效很大一部分就是因为缺氧造成细胞凋亡的不敏感，缺氧状态下即使放射线打断癌细胞的DNA，也不容易使癌细胞死亡。热疗法改善缺氧，使放疗变得更有效。

（2）辅助化疗，加热充血使化疗药容易进入肿瘤内部。另外，加热时，会加速细胞代谢，细胞代谢速度越快，就越怕化疗。抑制DNA合成或抑制细胞分裂的化疗药特别适合热增敏，一直以来，热疗法都被认为是很有效的放化疗辅助治疗手段。

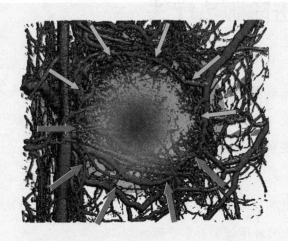

增加血流
放疗增敏：增加氧气浓度
化疗增敏：加速细胞代谢速度，药物更容易进入肿瘤内部

▲ 图5-6　肿瘤局部热疗法原理

　　但除了以上2个优点外，传统热疗法也可能产生一些坏处。如加热使局部充血，血液进入肿瘤，反而提供肿瘤更多养分。原本内部血液供应不足导致肿瘤坏死，此时注入大量血液，使得这些癌细胞又被救活了。此外，加热使组织充血后，癌细胞从组织中被解离出来，随着血液被带到身体的其他部位并生长，造成远端转移。临床实验的局部控制有效，整体存活率却没有改进，应该就是这个缺点造成的。多年临床热疗法结论为：

　　（1）热能有效地缓解局部肿瘤的状态。

　　（2）肿瘤状态缓解了，但存活期并未提升。这代表局部产生的免疫反应并未转换为全身免疫力。很可能过高的温度（＞41.5℃）反而降低了免疫反应。

电热疗法的改良，就是为了规避上述传统热疗法的缺点。热疗法不能只看温度，也不主张高功率产热，以射频产生的电场为主，电场能聚焦在身体中电阻较低的地方，而快速生长的肿瘤会造成离子浓度上升，使肿瘤组织的电阻下降，造成电阻下降的几个原因如图5-7所示。如此一来，用电热疗法治疗时就能只针对癌细胞加热，流经细胞膜的电流在细胞膜上的蛋白质产生微小的热点，让电流通过细胞膜的某些受体，活化之并造成细胞代谢上的压力，让癌细胞能够自己死亡。依据电热疗法，温度不是最重要的参数，倘若只看温度就只会在这些优缺点上打转。电热疗法提供的热度大约在40℃之内，但给予的电能在细胞膜上能产生更易杀死癌细胞的高温（加了3～4℃）。之所以能选择性地在细胞膜提供额外能量（额外的电能），是因为可在细胞膜上制造电位差。电热疗法的温度不会这么高，可降低局部充血，利用电位差刺激细胞膜活化，过度活化的癌细胞由于线粒体功能差，

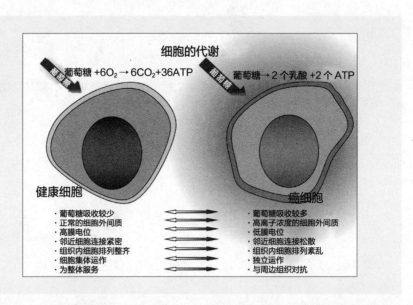

▲ 图5-7　癌细胞因为较酸，高离子浓度，电流易集中于此，所以能选择性被加热

且彼此因电流而连接得更紧密，反而会造成死亡。临床实验发现，结合一些免疫治疗可以达到更好的效果。这样的死亡刺激也许不足以单独把癌症治好，但会引发许多连锁反应，使免疫细胞浸润变多，增加治疗成功率。

因此简单来说，电热疗法最不一样的2大特点是：

（1）可以自己找到肿瘤位置。

（2）找到肿瘤并利用电流刺激，产生微小热点以治疗肿瘤。

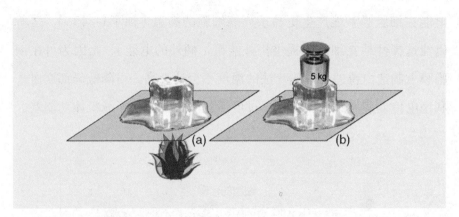

▲ 图5-8 温度是表象，冰下用火烤或冰上用重物压皆会融冰，但温度都没发生变化，能量的吸收才是重点

4　纳米电热疗法原理

健康解读：纳米电热疗机（电热疗机）的电能被细胞上的特殊蛋白吸收，能量转化率高，就像是LED灯与传统钨丝灯的差别。选择性加热的原理是利用癌细胞爱吃葡萄糖，并释出大量乳酸，酸使得电流集中于该区，而癌细胞膜电阻较低，所以更容易自动集中能量于癌细胞上，将癌细胞杀死。

　　纳米电热疗法的概念很简单：就是将加热的能量分成许多小点释放出去，而不是一次将大量的能量注入同一区域、同时释放。**纳米电热疗法利用肿瘤在体内电阻较低的特性，使能量能选择性地集中在肿瘤区域，并在癌细胞膜上形成许多小热点，释放能量。**

　　著名的例子如传统汽柴油引擎与氢燃料电池引擎的比较。传统汽柴油引擎是利用燃料与空气混合燃烧而产生热能，在短时间内释放出的大量热能变为动能驱动活塞运动，但能源效率只有三成左右，大部分的燃烧能量都转为与动力无关的热能消耗掉了。相反的，氢燃料电池引擎是通过促进化学反应形成纳米爆炸，并逐步使用能量作为纳米反应的总和能量输出，这样的设计可大幅增加能源效率。

　　事实上，生命通过微观过程"发明"了受控的能量释放。预防突然的、类似爆炸的能量释放，进而推动了后续能量转换过程。在生物体中，能量阶梯性释放，并且通过细胞膜的内外层反应来进行，如神经细胞的信息传递与线粒体膜电位的能量产生。

　　给予的功率及其功效经常不对等。在我们的日常生活中可以找到很好的例子，例如传统钨丝灯泡和节能灯泡，两种灯泡产生的亮度相同，耗能却完全不同。钨丝灯泡通过高温灯丝产生光；节能灯泡的荧光技术更巧妙地增进了发光效能。后者使能量释放选择性地仅在荧光壁上发光。LED技术甚至更有效，其激发产生的光效率超过90%，利用更少的能量来加热环境而不是制造光线：相同的光线，传统钨丝灯泡需要60瓦，节能灯泡需要13瓦，而LED灯只需5瓦。

目前关于癌症热疗法应用中容易产生的错误是仅增加温度，而忽略了真正治疗癌症的目标。

如何将能量传递到肿瘤

最常用的射频消融术（RFA），是用一根针插入肿瘤，通过针尖发射低频电磁波并产生高温，能烧灼约3厘米的有效区域。如果不侵入性地把能量传入体内，就要通过高频电磁波带着低频波进入体内，因为高频电磁波能穿透人体5~20厘米的深度，产生的热能多，而低射频产生的电流多，**所以电热疗机是一个热疗机加上传导的电能进入体内，电流自然走向身体电阻最低的地方，即肿瘤区以及炎症区**。纯粹的电场治疗因为瓦数很低，电磁波很微弱，所以要将发射电磁波的小电极带在身上很多天才能有效。若用电热疗机，1小时内就可以将足够的电场加到癌细胞上了。

纳米电热疗法的生物电磁选择原理

在传统热疗法上，加热集中于整个目标体积的均匀温度，而不管其组织组成和其中癌细胞的比例。然而，目标体积仅具有一部分癌细胞，并且加热过程对于癌细胞已足够，应该要避免目标体积外的健康组织加热。纳米电热疗法的概念和工作方式与传统热疗法不同，仅选定区域中的癌细胞进行不均匀的选择性加热。这种方法损失的能量是最少的，能量利用效率及癌症治疗效果却是最大的。能量直接集中在癌细胞上，不会产生多余的损失，使患者不会有过热或体温过度上升的不良反应。纳米电热疗法所释放的能量被完全用于治疗；而传统热疗法在短时间内对身体注入大量的能量，却不一定达到最佳效果，因为它是对所有组织加热，造成温度同步上升。这是典型的能量浪费，将能量用于实际上不需要的健康部位，只会增加不良反应。

在纳米电热疗法中，射频电流通过癌细胞，恰到好处的能量能单独加热细胞膜。细胞膜是良好的隔离器，因此在癌细胞附近的细胞外电解质中电流最密集。当然，若是给予的能量太多，加热的不仅是癌细胞，所有体积内细胞都会被加热，又回到了传统热疗法的加热方式。正所谓，毒药和药剂之间的区别，只在于它们的剂量。一般而言，保持稳定的功率区间对于产生最佳功效是必要条件，太高和太低都不行。平均加热无法产生高效率，高效率要有高选择性以及精确的控制过程。恰当的选择不仅必须从加热体积中选出一般细胞，更要从目标区域中选出癌细胞。与健康细胞相比，利用癌细胞的特性可以解决这个难题。

根据瓦博格效应选择电流走向

1931年诺贝尔医学生理学奖得主瓦博格发现癌细胞的表现与健康细胞完全不同，癌细胞因为线粒体功能障碍无法高效产生能量分子ATP，仅能以糖酵解作用产生较低量的ATP与乳酸，即瓦博格效应。许多研究显示，非线粒体路径的糖酵解作用生产ATP方式具有帮助癌症生长的特性。当氧气在癌症环境中大量缺乏时，癌细胞会利用葡萄糖将其能量转化为ATP与乳酸的糖酵解方式，在一个糖酵解循环中仅产生2个ATP。这是癌细胞与身体健康组织最大的区别。因为健康细胞在氧气的帮助下可产生36个ATP。 虽然癌细胞产生ATP是一种低效代谢过程，但由于糖酵解过程很简单，因此可以反复大量发生。因此，产生的总能量还是超过高效的有氧循环。

由于癌细胞的高繁殖（增殖）率（癌细胞需要比健康细胞更多的能量），其最终产物（废物）被集中产生，癌细胞被这些物质包围，使其附近的pH值更低。 因此，较高的新陈代谢增加了癌细胞区域中的离子传输和离子浓度，这降低了周围组织的阻抗（增加电导率）。而纳米电热疗法就是在热疗中结合这一原理，以增加治疗癌症的效果。

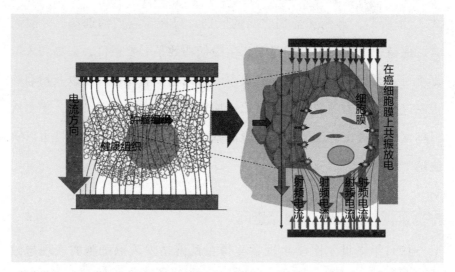

▲ 图5-9 纳米电热疗法可以选择性地在细胞膜上放电（右图），造成癌细胞离子通道紊乱。温度不需要太高，若局部吸收过高能量，整片热起来，这个选择性就消失了

5 电热疗机为免疫治疗机

健康解读：电热疗法提供的电能大部分集中于癌细胞膜上，一部分在其他细胞的细胞膜上，电流活化细胞膜接受器，所以能全面活化并改善肿瘤微环境内的各种细胞。有趣的是，电流让癌细胞越黏越紧，却能让免疫细胞等加速运动，让好的进得来、坏的出得去，逐步改变肿瘤微环境，所以可以称为免疫治疗机。

电热疗机与热疗机的差别在于到底热重要还是电场重要。温度可以测量，只要增大功率，温度再加高就一定有效果；但电场是一个能量，不易测量。由演化的观点来看，越晚演化的机制越容易产生抗药性。地球成形后，90%的时间都由物理在控制，所以生物很难对抗温度、压力、辐射等。由于物理的东西可以控制时间和强度，不像化学的东西，有很长并难以掌握的半衰期或局部浓度的问题。个人认为"能量"给予，未来在许多疾病都有应用的空间。

电场作用在细胞膜上纳米级的区域，造成钙离子向细胞内流动而启动细胞的变化。细胞内外存在高离子浓度差，因为离子不能自由通过细胞膜，要对抗高浓度往低处流动的力量，就需要靠电位差阻挡。癌细胞的膜电位差比正常细胞低，电热疗法激活了膜外蛋白（离子通道），让钙离子向内流，钾离子出去，进出离子通道要消耗能量（ATP），ATP用于最重要的钾钠通道的进出。水分进入细胞让细胞变大，膜电位差更小，再度将膜电位拉向更易被激活的状态。

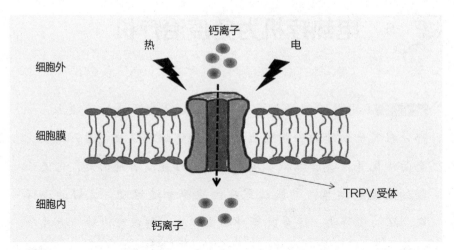

▲ 图 5-10　电热刺激细胞膜后，钙离子经由 TRPV 受体进入细胞内，启动一连串反应

　　细胞激活在癌细胞与淋巴细胞有两种不太一样的结果。上皮细胞癌的表皮生长因子的受体在电热疗法中被明显活化，两种细胞在电热疗后的早期都看到控制生长以及糖酵解相关蛋白活化，初始活化后，糖酵解作用减退，代谢转换成线粒体代谢。淋巴细胞彼此不连接，活化后会移动造成免疫循环，但上皮细胞彼此间有黏蛋白，反而连接更紧，线粒体功能增加，但又因黏在一起不能生长，所以癌细胞会活化，但活化过度又会造成凋亡；淋巴细胞会活化，但不至于造成凋亡，所以产生良性循环。对免疫来说，电热疗法时间短，初始糖酵解作用增加，又能很快转换为线粒体代谢，移动增加，分化、生长继续进行。加上癌细胞死亡，肿瘤微环境会更健康，出现浸润的淋巴数目增多、氧气改善、线粒体功能改善等。

　　同样的脉冲式电磁场（PEMF）在骨科用来促进骨折愈合，在牙科植牙加速愈合的医疗器材中也都可以看到类似降低炎症反应、加强细胞紧密结合的证据。在下图中，也可以看到采用电热疗法后，γ 干扰素分泌增加，树突状细胞及淋巴细胞浸润增加的证据。

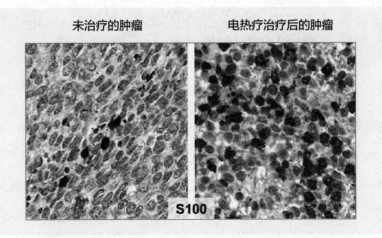

▲ 图 5-11　树突状细胞浸润（48 小时后）

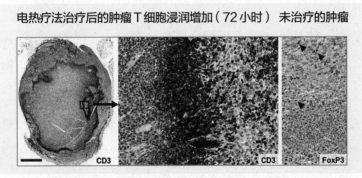

▲ 图 5-12　T 细胞浸润（72 小时）

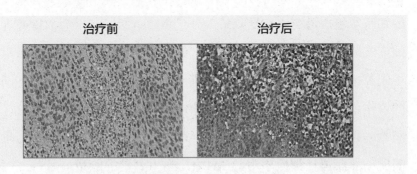

▲ 图 5-13　治疗引起 γ 干扰素分泌增加

6 利用改变线粒体和自噬，增强电热疗效果

健康解读：电热疗法造成的细胞膜活化，会提高线粒的呼吸作用，更增加了癌细胞线粒体的负担。由于癌细胞线粒体功能不全，如果再搭配抑制"自噬作用"的药物，防止清除与回收受伤的线粒体，会放大癌细胞线粒体的自由基伤害而导致其凋亡。

细胞的增生及分裂除了需要能量外，还需要足够的材料。以蛋白质为例，需要合成，也需要分解再生利用，受损的较小的蛋白质通过蛋白酶体清除，受损的较大的蛋白质主要靠溶酶体清除。溶酶体可以降解受损大蛋白甚至整个受损细胞器，称为"自噬"反应。一般而言，蛋白酶体功能升高就会降低自噬的能力。线粒体是碳源材料的重要生产基地。在养分充足的状态下，细胞通过各种代谢途径提供线粒体进行中间材料生产，但当细胞受到刺激或是养分供给不足，造成线粒体无法供应足够的原料时，细胞便会进行自噬作用，通过分解受损的细胞器包括线粒体本身或是大分子蛋白、脂肪，以类似资源再利用的方式提供原料，让细胞能在恶劣的环境下维持基本的生长需求。除了碳源，线粒体同时是细胞能量供应的主力。但在癌细胞中，调节糖酵解作用以及氧化磷酸化的关键酶丙酮酸脱氢酶常发生变异，进而抑制糖酵解的最终产物丙酮酸进入线粒体，改由乳酸脱氢酶代谢成乳酸，一方面消耗细胞质中的NADH，产生少量的能量，另一方面过多的乳酸也会被排出细胞外，当作微环境酸化的驱动者，并可以再进入

细胞内，作为缺乏养分时的养分来源。线粒体因为从糖代谢产生的碳源不太够，但依旧要维持细胞生长，所以必须通过调控脂肪代谢以及蛋白质（氨基酸）代谢进行碳源材料转换。由于癌细胞线粒体功能较差，又有替代碳源的必要，经常需要调节自噬作用来获得生长及分裂所需的材料。因此，改变线粒体及自噬作用便成为癌症治疗的重要辅助方向。电热疗法刚好可以派上用场，利用这种代谢调控增加疗法的效果。

肿瘤微环境由于乳酸堆积以及缺氧等因素呈现弱酸性，这样的特性让电热疗法能够顺利分辨肿瘤组织及一般组织，达到选择性电流集中并加热的作用。当细胞受到热及电流的刺激，促使细胞膜上的离子通道开启，例如 TRPV1 让细胞内的钙离子浓度增加，细胞内过量的钙离子会改变线粒体细胞膜的通透性，加大线粒体去极化，线粒体会加速利用脂肪代谢，增加线粒体的负担，更加放大线粒体的弱点，加速造成线粒体功能缺失，产生大量自由基，造成细胞内大量物质被氧化。

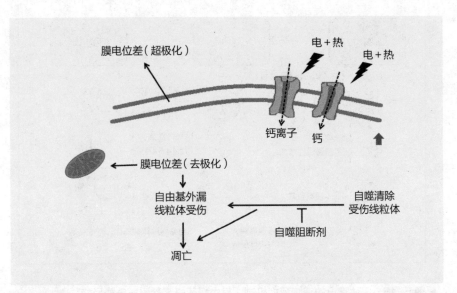

▲ 图 5-14 电热疗后，线粒体会被过度活化，此时自噬阻断剂会进一步增强效果，促进癌细胞凋亡

一旦线粒体细胞膜受损加剧，便会造成细胞凋亡因子流出，促成细胞凋亡或是坏死。此外，热本身的物理特性也可能让细胞内的物质，特别是蛋白质发生变异或是变性。多重刺激下，让癌细胞的线粒体失去功能，同时因为自由基以及热造成的大量变性物质，引发自噬作用进行物质清除及回收。而受损线粒体通过自噬作用可以降低自由基的累积伤害，若使用自噬抑制剂，会造成线粒体缺失加剧。因此，倘若在电热疗过程中加入抑制线粒体或是自噬作用功能的药物，也许能强化电热疗的效果。

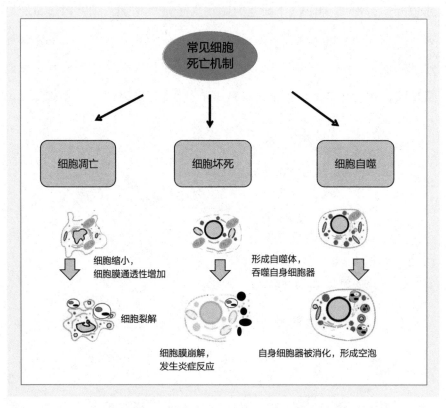

▲ 图5-15　3种常见的细胞死亡机制，其中坏死最容易引发免疫反应

7 热疗与自体免疫、肿瘤免疫、抗菌免疫的关系

健康解读：热本身能提高免疫力。癌细胞来自于体内，对抗肿瘤的免疫力也会对抗自身组织（自体免疫）；反之对抗自体免疫的力量，也有某些对抗肿瘤的能力。通过热这个媒介，将对抗外来病菌、对抗肿瘤以及自身组织的三个免疫层面一起提高，是成功抗癌的关键。

抗菌免疫、肿瘤免疫与自体免疫之间存在着非常微妙的关系，任何成功的免疫治疗必须先刺激出抗菌的先天免疫，再产生后天免疫，而这个后天免疫也需要有某种程度的自体免疫，这才是完整的免疫。大多数细菌在33～40℃能活得很好，但如果升温至44℃左右，10分钟就能杀死不少菌。细菌会产生生物膜保护自己不受抗生素威胁，有些植入物产生的感染非常难治，我们治疗复发头颈癌时发现，很多骨坏死处在做完热疗之后有所改善，所以略为高温的治疗对于突出体外腐烂的肿瘤效果很好。电热疗法表面温度不高，但40℃左右的测量温度在细菌细胞内外有可能造成至少3℃以上的能量温差，所以严重的细菌感染用电热疗法搭配抗生素效果不错。除了直接的热伤害外，抗菌免疫以先天免疫为主，如NK细胞、中性粒细胞在电热疗后的趋化性增强，毒杀能力也会增强。

癌症患者最重要的是维持"免疫恒定"，这与生存期长短最相关，与局部控制不一定有关系。前面说过，通过电热疗法或放疗等局部治

疗会产生远隔效应，即治疗的位置在东边，西边未治疗位置的肿瘤消失了。自从有了电热疗之后，我们见过许多远隔效应的例子，这是局部引发全身免疫力的明证。

先天免疫是生物体最古老的免疫力，目的是排斥"非我族类"低等生物无后天免疫，只有排斥异种的先天免疫。当高等生物体内各种细胞越来越复杂，有必要发展一套免疫系统以排斥"虽我族类"却有些变异的细胞，即后天免疫（T细胞、B细胞）系统。为了避免伤及正常组织，人体又有调节性T细胞（Treg）来防止自体免疫病。我们发现自体免疫与抗肿瘤免疫竟然是一刀之两刃，自体免疫病经常是由细菌或其他病原体感染诱发的，细菌感染严重的地方，免疫炎症消退后，有时就会引发自体免疫病如类风湿性心脏病、肾炎等。现在发明了去免疫抑制药物如CTLA-4抗体、PD-1抗体以及电热疗法，局部的炎症反应有可能因此引发自体免疫反应。

我们用免疫检查点抑制剂时会发现各种免疫不良反应，包括肠炎、肝炎、皮炎及神经炎等，其实是某种程度的自体免疫病。**也有报道指出，发生这种不良反应的患者对检查点抑制剂的效果较佳，所以医师用药时常喜忧参半。我们用了电热疗法之后，不仅发现有些患者引发自体免疫反应，更发现自体免疫反应产生的T细胞才是"长治久安"的保证。**一般的T细胞反应不够强烈，残留在体内变为记忆T细胞并不容易，但用了电热疗法之后，变为记忆T细胞就容易了，更因为攻击性的T细胞特异性不高，所以不会随着肿瘤突变等各种小变异而变动，持久性很明显。当然，代价是发生了自体免疫病，常需要用类固醇等药物来压制。

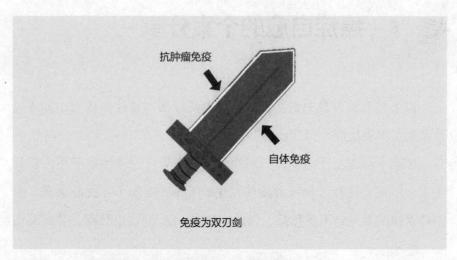

▲ 图5-16 抗肿瘤免疫伴随自体免疫反应，效果更持久

8 癌症自愈的个案分享

以下是有关自愈力的实证。通过电热疗法与放疗的运用，发现虽然会发生免疫反应，但"痊愈"是有可能的！

个案一：谢女士39岁，三阴性乳腺癌患者，一开始由于不希望动手术、不喜欢化疗，导致肿瘤快速生长（>15厘米）才决心求医。我们尊重她的意见，不做化疗，做放疗25次，加上8次电热疗，肿瘤缩小30%左右。

正当我们觉得效果一般，劝她接受化疗的时候，发现她的肝功能异常，经过诊断为"自身免疫性肝炎"，因肝功能不良无法化疗。没想到3个月后，肿瘤缩小至1厘米左右，而且原本对侧以及同侧淋巴结处的癌细胞也自然消失了（见图5-17），也就是说未治疗部位病灶也消失了。患者并没有进行其他治疗，继续与癌和自身免疫性肝炎共生。1年后肺部有小扩散点出现，由于她有天然的"长效免疫力"，所以打了低剂量的免疫检查点抑制剂，两周1次共3剂，正当我们看到肺转移病灶消失而高兴时（见图5-18），突然发觉她又"爆肝"了，马上给予类固醇压下免疫力，目前肝功能略不正常，肺转移不再生长。这位女士就是通过放疗及电热疗法，即原位疫苗疗法，成功产生自愈力。当然，她还需要在医师与自己的努力下再坚持几年，才能解除警报。

个案二：叶女士59岁，罹患肾盂泌尿细胞癌，手术后复发，肿瘤在右后腹腔有超过10厘米的病灶，在前腹壁也有一6厘米左右的肿瘤（见图5-19），肝脏有一处转移。以低剂量放疗20次，低剂量化疗2次，再加上腹部以及后腹腔的电热疗共约8次。

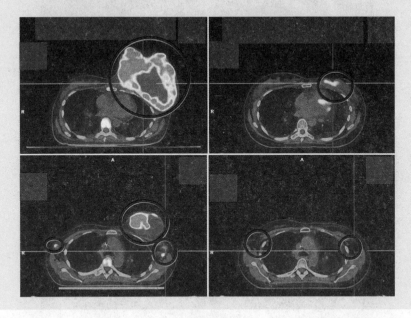

▲ 图 5-17　39 岁乳腺癌患者，除了左侧巨大肿瘤以外，也有两侧腋下肿瘤。经过治疗左侧乳后，右侧腋下淋巴处病灶未经特别治疗而消失，称"远隔效应"。原发肿瘤的控制也很惊人（圈起处），病灶完全消失

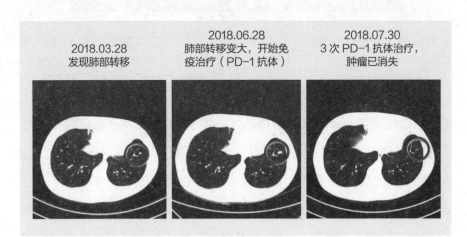

▲ 图 5-18　治疗约 1 年后，肺转移出现（圈起处），使用低剂量免疫检查点抑制剂 3 次，每次 60 毫克，两周 1 次，肿瘤已消失

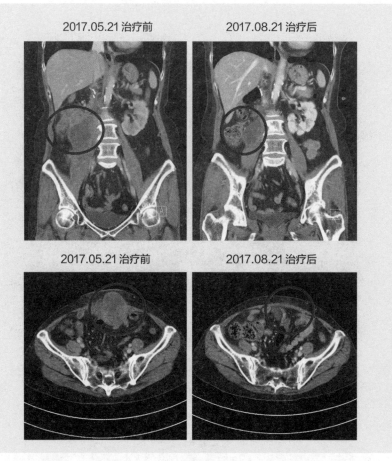

▲ 图5-19　治疗前（左侧图）病灶部位（圈起处）在治疗后（右侧图）已明显缩小（圈起处）

　　神奇的是，她的肿瘤包括肝脏肿瘤（未行放疗）皆消失了（见图5-20），这也是所谓的"隔山打牛"。我们检查患者有无免疫反应，发现她有明显的免疫性皮疹以及免疫性贫血（胃壁细胞抗体阳性）。每天2颗类固醇压着免疫，每月打一针维生素B_{12}改善贫血。过了一年半，患者病情稳定，没有复发，什么化疗都没做，也不曾用任何免疫检查点抑制剂。因为我们的治疗成功地引发了她身体的自愈力，当然代价是"自体免疫"的症状，但这是值得的。

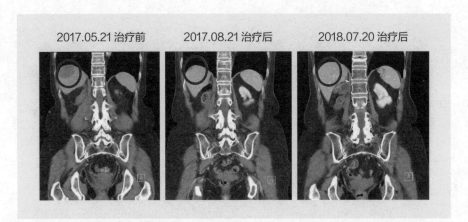

2017.05.21 治疗前　　2017.08.21 治疗后　　2018.07.20 治疗后

▲ 图 5-20　肝脏转移（圈起处）自然消失，这一远隔效应已经持续了一年半

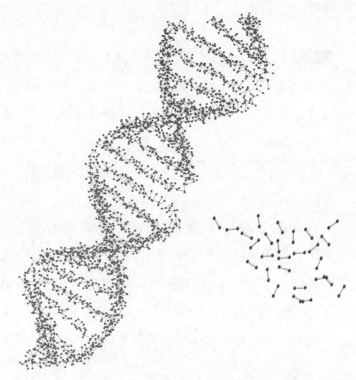

Chapter 6

调整起居作息，
避免癌症上身

　　拥有健康的身心状态是每个人的愿望，请改善睡眠质量、调整饮食方式、加强情绪管理、建立良好的人际关系。通过每日"练习"自愈力，达到"自己的癌症自己救"的最终目的。

1 良好的睡眠

健康解读：一般人想要远离癌症，或是癌症患者想要在治疗期间有较好的抗压能力，加快恢复，调整日常作息是第一步，从睡眠、饮食、运动等各方面做起，加上情绪管理与调适，将有机会让自己越活越健康。

人体由细胞组成，细胞是构成生命的基础，其功能、大小、形状、凋亡期互异，形成各种组织与器官。身体每个细胞都有它自己的生命周期，长短不一。红细胞的生命周期是120天，有的神经细胞和骨细胞约可与人同寿，而全身每天都有以亿为计的细胞在不停凋亡与新生。

良好的睡眠可使人体顺利进行各项修复工作，帮助身体达到平衡状态。

睡眠周期

在睡眠状态中，分为快速眼动期（又称快波睡眠）和非快速眼动期（又称慢波睡眠），两者交替出现。

快速眼动期：可让脑部制造新神经细胞、排出老废物质，体内各种代谢都明显增加。此时期会产生去同步化且快速的脑波和眼球运动，肌肉张力松弛，体温、血压降低。大脑在此期间耗能明显减少，以便在低活跃区域补充可以储存、传递细胞能量ATP。同时，脑组织蛋白合成，并蓄积能量。这是做梦的主要时段。

人们的快速眼动期为5～20分钟。新生儿20小时的睡眠时间中，有一半为快速眼动期。

非快速眼动期：大脑从脑波高度活跃的不稳定状态，逐渐进入脑波活动较缓慢的稳定状态。

不稳定状态为由图6-1中的第一阶段和第二阶段组成，此时脑部进行资讯处理；而稳定期由部分第二阶段和第三阶段组成，大脑由θ波和δ波所主导，将整理后的资讯储存到我们的长期记忆中。在慢波睡眠中，我们会分泌大量的生长激素，这对于身体的健康、成长与修复是有益的。

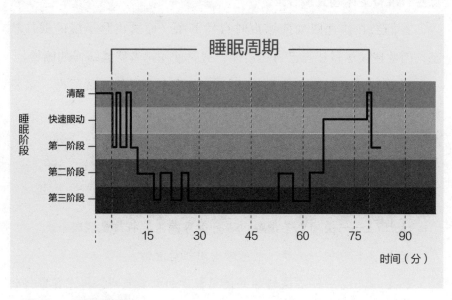

▲ 图6-1　睡眠周期图

一个完整的睡眠周期平均需要90分钟，每晚会有4～6个周期。从非快速眼动期第一阶段的入睡期开始，接着依序进入第二阶段、第三阶段，再回到第二阶段，到达快速眼动期。如果中间受到干扰，精神状况与记忆力都会受到影响。

深度睡眠有助于身体的修复，快速眼动期则有助于记忆力与专注力的提高。现在已经可以使用脑电图、眼电图和肌电图来测量睡眠，还可以用心电图来确定睡眠状态和交感神经、副交感神经的活动。

睡眠顺序

想要有较佳的睡眠品质，建议晚上早一点入睡。比较理想的是，在最初的两个睡眠周期中，有较长时间的非快速眼动期（第三阶段），这时大多为生理上的修复，有助于强化免疫力。因此，建议在晚上10点左右准备上床睡觉最合适。

我们会在快速眼动期结束时自然苏醒，而这也是早晨的最佳状态，因此建议尽量让自己自然清醒，或是使用声音轻柔缓慢的闹铃。

想要有健康的身心状态，建议大家养成良好的睡眠习惯。举例如下：

目标：在晚上十点半以前上床睡觉

晚上6～8点——结束所有进食。

晚上9点——关闭电子设备，进行芳香疗法，将灯光调暗一点。

晚上9点15分——洗澡，也可考虑用粗盐泡脚。

晚上9点30分——点亮蜡烛并使用最少的电器照明，拉上窗帘，欣赏柔和的古典音乐。

晚上9点40分——进行轻柔的伸展或肌筋膜按摩。

晚上10点——在记事本上写日记或记录明天待办的事情。

晚上10点15分——进行5～15分钟的静心冥想，呼吸放松，吹熄蜡烛。

晚上10点30分——确保房间完全变暗，上床睡觉。

想要有良好的睡眠品质，首先要活跃副交感神经系统、降低交感神经系统的刺激，以帮助放松入眠。无论是健康人或是癌症患者皆可尝试以下几种好眠方式：

（1）留意房间布置，特别是窗帘的遮光性。保持卧室黑暗，可使人体生物钟的节律不被扰乱，维持免疫系统正常运作。

（2）睡前1小时关机，包括手机、电脑和电视。明亮的光线会让大脑误以为此刻应该保持清醒。关机也能避免光线干扰睡眠，影响人体褪黑素的分泌。

（3）宠物疗法。例如：猫咪会发出类似呼噜呼噜的呼吸声音，让人放松。

（4）若有睡眠问题，可以考虑使用环境中的白噪声。白噪声是睡眠环境中的一种低分贝声音频率，如收音机或电视空白频道的沙沙杂讯声或潺潺流水声。研究显示，白噪声可以过滤和掩盖汽车鸣笛声、狗叫声、打鼾声等噪声。这种连续的低分贝声音能促进心境平和，帮助放松，使人保持睡眠状态。研究发现，白噪声若与脑波同步，更有助于提高睡眠品质。

（5）芳香疗法。可以使用薰衣草精油等，抹在枕头上或是滴在枕头反面，让气味慢慢散发出来，通过放松来增加睡意。也有人在室内放置植物或水果助眠。

（6）深层的呼吸与静心冥想。

（7）偶尔使用蜡烛。烛火的光度、热度和形态可以帮助人放松。

（8）适量饮用让人舒缓的花草茶。

（9）轻柔的伸展运动或内脏按摩（例如下述的"肝脏舞"）。

睡觉时，肝脏的净化与排毒便是身体修复的重要工作之一。凌晨1~3点是肝脏排毒的时间，排毒需在熟睡中进行。建议每天睡前做做"肝脏舞"（见图6-2）。

肝脏是解毒的重要器官，净化肝脏才能减轻人体的负担。具有保健功效的内脏按摩操"**肝脏舞**"，也是一种放松活动。首先将右手放

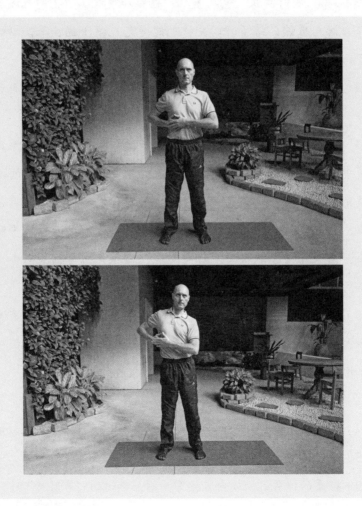

▲ 图6-2　肝脏舞

在右侧肋骨，左手贴右手；然后，右手手指靠近肋骨内侧，让右侧肋骨带动肝脏，缓慢向右舒张、往左挤压，再往右打开、往左挤压，就好像在按摩身体与内脏一样；接着，往前展开肋骨、往后缩"关闭"肋骨，用身体画圈，分别以顺时针和逆时针画圈。注意，头部、髋部尽量保持不动，肋骨左右、前后以画圈方式移动。

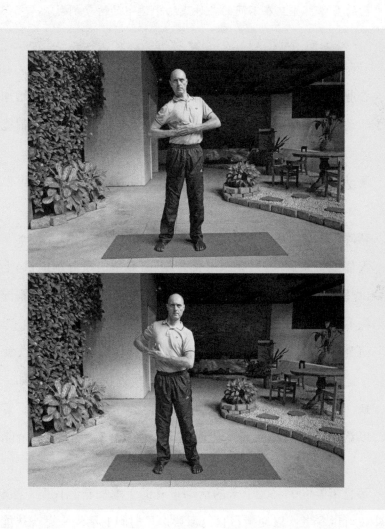

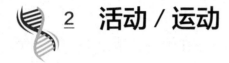

2 活动／运动

健康解读：运动可以让人感受自己的身体，运动与活动应该成为一种生活常态。运动只是活动的一部分，比如呼吸，便是一种生活体验，而不是只有跑步、游泳才是对身体有益的。请你仔细观察自己的身体，并且在不同的条件下给予适当的运动刺激。

农业社会，人们有足够的活动量，而现在生活静态内容增加，减少了活动和运动元素，这种生活对健康是无益的。如果每天都能够走走、运动运动，更有助于健康。

运动对身体健康的益处颇多，包括刺激新陈代谢、促进淋巴系统功能、体态调整、刺激神经，同时有助改善社交和生活习惯。

新陈代谢：可维持良好的血液循环和能量代谢。

人体能量来源有：1克碳水化合物和1克蛋白质分别提供4千卡能量，1克脂肪提供9千卡能量。从新陈代谢的观点，可以通过不同的运动消耗不同的能量。

研究显示，过多的体脂肪会增加患癌风险，而健康的饮食尤其重要，运动可帮助我们维持理想的体态，所以饮食和运动有如一体两面，缺一不可。想要保持身体理想的体脂水平需要长期观察，定期运动，以帮助维持较高的新陈代谢水平，让身体保持燃烧多余能量的能力。

每日消耗300～600千卡的活动量有助于增加新陈代谢，表6-1中的建议可供参考，以便衡量自己需要多长时间的活动来燃烧热能。请

表 6-1　活动 / 运动与能量消耗

耗能　　体重	50 千克	75 千克
每小时活动	能量（千卡）/ 葡萄糖（克）	能量（千卡）/ 葡萄糖（克）
睡眠	44 / 11	68 / 17
坐姿 / 办公	56 / 14	80 / 20
站姿	100 / 25	160 / 40
外出 / 逛街	128 / 32	180 / 45
行走	200 / 50	280 / 70
慢跑	420 / 105	760 / 190
5 分钟间歇运动	36 / 9	48 / 12

　　注意，不同的运动或多或少都能有效燃烧能量，包括后面的阻力训练，可以增加肌肉力量与密度，以协助提升全身新陈代谢。

　　淋巴：淋巴液会从组织液渗出来，进入血液。当身体某处受感染，淋巴结就容易肿大，而通过特定的疗法或技巧能够帮助淋巴液顺畅回流。

　　动态活动和按摩可以促进淋巴液的流动。淋巴系统是开放式管状系统，远比我们的循环系统巡行范围广泛。有别于心血管系统，淋巴系统并没有类似泵压的功能，但它有一些能帮助淋巴液流动的机制。它扮演的角色是清理体内的代谢副产物和毒素，并为所有细胞提供足够的水分。一个有效的淋巴系统，代表着细胞代谢的废弃物能被迅速清除。如果这些废弃物没有被清除并渐渐地在细胞内或细胞周围堆积，这些毒素就可能诱发DNA突变。

我们主要通过一些动作来协助淋巴液回流。其一是经由皮肤、肌肉和韧带在外围的淋巴管上摩擦运动，以促进淋巴液回流，强化中央淋巴系统。其二是通过按摩、高压舱或水中的外部压力，例如游泳等，帮助淋巴液回流。泡温泉和冷热水交替法，可以使交感、副交感神经系统不断受刺激，血液与淋巴液从皮肤表层流向深层。其三是通过重力，倒立和部分倒立的动作有助于淋巴液回流。

有的动作用来帮助促进淋巴液流动，通过四肢运动所带来的不同重力，帮助淋巴液返回中央处理区域。此外，呼吸是淋巴清洁的一个非常重要的部分，因此这些动作练习时的呼吸方式也同等重要。

体态：身体的骨骼系统是由肌肉、韧带、肌腱以及筋膜支撑起来的，而嵌入其中的就是器官。大多数器官都是悬挂在身体骨架上，并且需要通过其悬挂所产生的减压作用促进良好的运作。肢体动作可以为身体器官提供不同压力的刺激。

如果我们姿势不良，体内器官通常会受到挤压，这会破坏细胞壁的完整性，甚至产生永久性的细胞壁结构变化，进而影响健康，因此有利于健康的运动，应当旨在使身体恢复良好姿势和体态。

一般而言，细胞形状分为圆的与扁的，如果我们姿势不良，则会压缩圆形细胞，它们可能会功能失调。圆形细胞通常是制造激素和酶类的细胞，如果它们丧失功能，会影响激素平衡。长期不良的姿势或习惯（像驼背）会导致扁平细胞变成"组织"，就像皮肤、韧带等，更容易发生"堵塞"。本章介绍的运动，可以让细胞维持良好功能，达到舒展状态。

通过运动，能帮助我们保持良好姿势和体态，让身体各系统尽其所能发挥应有功能。普拉提、太极拳、瑜伽和良好的肌力训练等练习，皆有助于有效地改善体态。

神经系统：主要是大脑和神经丛，神经细胞与神经细胞之间通过电位差传递，来帮助细胞获得足够的能量。

神经系统负责交感神经和副交感神经的活动。交感神经系统和副交感神经系统为什么重要呢？

身体的正常运作中，自律神经系统扮演着重要角色。自律神经系统分交感神经和副交感神经。交感神经会产生压力激素，让神经传导物质分泌增多，以刺激我们心跳加快、血管收缩、呼吸加快。交感神经系统也被称为"战斗或逃跑系统"，它是即时的能量，让人立即清醒并逃离危险。如果你身后突然有巨大的声响，或者你不小心绊倒了，交感神经系统将会启动身体保护机制，并让相关肌肉立即发挥作用以保护身体安全。肾上腺素和皮质醇是被激发的激素，我们的心率会迅速上升，以帮助输送血液到肌肉。有人喝咖啡也可以暂时刺激交感神经系统，达到类似效果。

与交感神经相反的是负责"休息和消化"的副交感神经系统，它能让人平静快乐、休息睡眠。它负责降低心率，将血液输送到消化系统并放松全身。睡眠可以活跃副交感神经系统，让身体获得良好的修复和疗愈。

人体在运动时，交感神经兴奋，运动完之后，副交感神经兴奋而促进身体放松。如果一个人不运动又长期处于压力环境下，是没有办法放松的，一直被交感神经压迫着，会降低副交感神经系统的功能，造成神经系统功能失衡。交感神经过度兴奋的人往往更容易紧张，因此会释放更多的压力激素进入体内，进而增加罹患癌症的风险；交感神经兴奋性降低或副交感神经兴奋性增加的人可能缺乏代谢活动和对身体器官的适当刺激，而无法保持身体的活力和适应性。

我们需要保持两者平衡，而运动、呼吸和冥想都是很好的方法。

运动是平衡这些刺激和放松神经系统的重要方法，良好的呼吸和心率都能促进良好的神经兴奋性，也能促进神经活动的平衡。它们是互补系统，但各自都需要适当的条件才能正常运作。例如，我们不会在进食后立即进行剧烈运动，因为它很容易打断消化；同理，睡前玩过于刺激的游戏、噪声等会扰乱睡眠周期。

科学研究已经证明，运动对改善焦虑、抑郁效果甚好，这也是癌症患者需要规律运动的原因。运动完之后，身体会启动免疫机制开始进行组织修复。

心理因素：如前面所述，压力可以产生许多神经反应。我们的心智也会产生许多压力反应，而这些心理和情感因素往往被癌症患者或其家庭成员所忽略。有研究发现，许多癌症的发生与扩展，与情绪等心理、生理机制不无关联，不良情绪会降低人体免疫力，并导致癌变。

在面对癌症时，帮助管理心理压力的方法是绝对必要的。除了运动，还可以学习一些压力管理的静心冥想，包括观想和肯定练习，以帮助强化疗愈信念和方向。这可以结合呼吸练习，以帮助重新激活淋巴系统。

研究证实，跟宠物或其他温和的动物互动，对帮助释放压力具有正面效果。试着每周一次或多次到公园、山上、河边或海边散步，以减轻心理压力。有人发现，写日记或定期与所爱的人聊天交流，对他们的情绪调节是非常有帮助的。如果你正在帮助朋友或伴侣度过心理高压期，最重要的是不要评断或贬低他们的感受。不要说"你不应该感到害怕或沮丧"，而应使用这样的语句："我知道你压力很大，我希望你知道我在这里是为了你。我能为你做些什么呢?"不要假设自己认为有帮助的就是患者所需要的。他们大多不需要建议，他们更需要别人的聆听。

毫无疑问，运动有助于塑造稳定、从容且适应力强的个性，患有抑郁症、压力过大或是情绪不稳的人，可以在定期运动计划中得到很大的帮助。特别是当医师宣告罹患癌症时，无论是患者自己还是患者家属，都会对此感到恐惧和担忧，而运动是缓解这种担忧的好方法。规律的运动计划会打造一个更坚强而平静的心灵，能够提供更有效的能量，对治疗有辅助作用，并帮忙营造健康的社会联络网。

生活形态：生活形态必须正向调整。运动是良好生活形态的重要基础，通过运动可强健身体、抵御癌症。

将定期锻炼融入生活方式中的好处很多，它可以帮助我们更好地睡眠，更有效且更快地控制压力，增强社交凝聚感，改善自己与家人和朋友之间的关系，并提高自我意识和认知。这些对于任何面临癌症问题的人都是非常重要的。

生活在当今社会不是件容易的事，由于人口密度高，人们经常处于高压状态。生活形态跟习惯的建立有关，养成良好的习惯才有利于健康生活。无论你是在努力预防癌症，还是已罹患癌症，无论在治疗期间或治疗后，规律和正确的运动是建立健康生活的基本工具。对所有人来说，运动方法与原则都类似，差别只是强度和频率。将动作做到完美不是最终目的，它是一个恢复健康过程的开始。试试看，慢慢动起来，你会享受找回元气、充满活力的美好感觉。

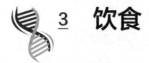

3 饮食

健康解读：美国国家癌症研究所曾经指出："长期的慢性炎症可能会造成DNA受损，进而导致癌症的发生。"癌症患者的肿瘤发展方向有两种，一是持续生长，一是得到抑制或缓解。我们希望通过控制饮食来避免癌细胞的生长与扩大，让自己更健康。

癌症患者的饮食宜选择可以抑制癌细胞生长，减少身体发炎，并且有排毒效果的食物，包括膳食纤维、矿物质、抗氧化成分含量高以及具有生物活性物质的食物。膳食纤维具有抗炎及清洁作用，能减少患癌风险，患者每日宜摄取多种蔬果以摄取充足的膳食纤维。

胰岛素是刺激细胞生长的主要因素，对于癌细胞生长也同样如此，所以我们需要尽可能控制胰岛素水平。当血糖水平较高时，胰岛素就会分泌，精白面粉、蛋糕、饼干和许多加工食品都容易使血糖骤升，特别是含糖饮料。市面上以奶油和糖浆"装点"的咖啡，对血糖和胰岛素水平会有灾难性影响。

高脂饮食的问题之一是脂肪（许多熟食、肉类和零食中均富含脂肪）会被吸收入血，过多的脂肪使人发胖。而同一餐中出现高脂和高糖是一种危险组合。入血的脂肪会阻断细胞的胰岛素受体，胰岛素不能将糖储存在肌肉中，因此便会将其储存为脂肪组织或附着在内脏上，例如肝脏（诱发脂肪肝）。

研究显示，饮食与肿瘤的生长有显著关联，摄入过量的动物性蛋白可能导致肿瘤的扩大，进食时应多加留意糖类、动物性油脂以及蛋白质的摄入。特别是高脂和加工肉类（亚硝酸盐含量高）最好别碰。糖类（包括淀粉）进入血液中会被癌细胞摄取。所以说，患者应该重视运动，让肌肉细胞抢先消耗掉体内的糖分，而不是让糖分养大癌细胞。

过量的蛋白质会被转化为葡萄糖，也会刺激胰岛素分泌。所以，蛋白质也会像血液中过量的精制糖一样，刺激胰岛素分泌。因此建议将蛋白质摄取量控制在每餐20克以下，除非它们是植物性蛋白质，后者由于其固有的蛋白质结构可以减缓消化速度，吸收较慢。

调节胰岛素的关键，在于每餐中摄入更多的全植食物，建议读者逐步建立这个有益一生的饮食习惯。目标是一天要吃10份或更多的蔬菜，每一种蔬菜量半碗到一碗。建议每天摄取30～50克膳食纤维，如南瓜、红薯，可以连皮一起进食，是非常好的抗癌食物。每天至少一餐是五谷杂粮饭，完全避免精制米面。如欲摄取淀粉类食物，则最好在运动之后。

在饮食方式上，间歇性断食对预防疾病有益。有一种简单的间歇性断食方法，即一天内连续16小时不进食。例如：从晚上6点晚餐过后到隔天上午10点再进食，目的是保证一段时间抑制胰岛素分泌，让血糖保持在相对平稳的状态。

下列为推荐的高膳食纤维蔬果及谷类（所含膳食纤维按"克"计）：

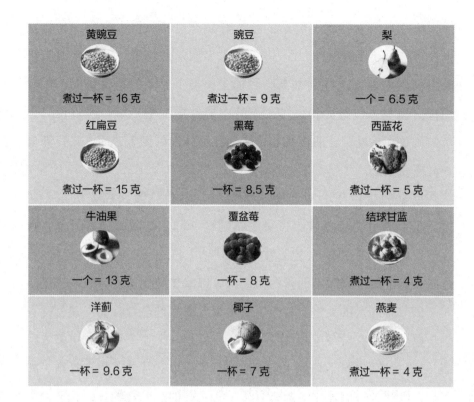

黄豌豆	豌豆	梨
煮过一杯 = 16 克	煮过一杯 = 9 克	一个 = 6.5 克
红扁豆	黑莓	西蓝花
煮过一杯 = 15 克	一杯 = 8.5 克	煮过一杯 = 5 克
牛油果	覆盆莓	结球甘蓝
一个 = 13 克	一杯 = 8 克	煮过一杯 = 4 克
洋蓟	椰子	燕麦
一杯 = 9.6 克	一杯 = 7 克	煮过一杯 = 4 克

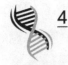 ## 4 压力与情绪管理

健康解读：压力可以像一个温和的钟形曲线，如果压力不足或是压力过多，则以U形曲线呈现，对身体都是不利的。比较理想的状态是有良性的正面压力，如果我们的压力过少，则没有办法起床去工作；但长期处于高压状态，则容易过劳。

从演化的角度来看，人类以往的压力都是短期的压力，一阵一阵的。举例来说，过去，面对狮子和老虎，我们会拔腿逃跑，这是短期的压力来源。有趣的是，通过逃命这个活动，反而可以释放体内的压力，事后，人们更容易回到放松的状态。压力是生理上的感受，其能量需要去释放，就如动物追来就害怕，或是我们站在悬崖边会害怕掉下去，借恐惧释放能量。缓解压力的方式多种多样，例如有人会以大笑来纾解所面临的恐惧。

情绪并不是能量本身，只是一种能量在释放过程的表现，所以，一般没有办法衡量身体中的情绪指数，只能看到情绪所表现出来的状态。生气或恐惧若缺乏渠道释放，就会在身体里滞留，形成不利健康的能量。

癌症患者及其家属如果有情绪，以害怕的形式出现，将会让自己变得情绪化。管理压力就是要去了解为什么会有不好的情绪产生。以癌症患者为例，第一个会有的情绪就是对于死亡的深层恐惧；其次，是对病痛与治疗的痛苦产生的恐惧；接下来，是因为生病对家人感到愤怒与恐惧且感觉不到被关爱。

负面情绪会强烈地影响一个人的健康，它们会抑制免疫系统功能。像皮质醇这样的压力激素会抑制白细胞的制造，还可能使负责调节免疫系统的甲状腺和肾上腺发生"烧尽"效应。恐惧会限制呼吸的深度和速度，这些都会对血液和细胞的氧合作用产生负面影响。应该如何消除恐惧带来的负面影响呢？

首先，要辨识自己的情绪并通过正面渠道来纾解。

知道生病的常见反应就是恐惧。首先，不要去否认这个情绪，它是一种能量，之后，需要找对渠道将其释放出去。当患者得知罹患癌症时，家属及亲友不是要告诉他"你应该要……"，而是帮助他通过建设性的方法，在正面有爱的环境里宣泄情绪。

表达情绪的方式分负面和正面。负面表达，表示你将痛苦的情绪抒发、投射到身边的人（也可能是动物）。正面表达，是你将生理上的情绪排出身体且不会伤害任何人或物。例如，有些人发现像拳击训练这样的特定运动对此非常有用，因为他们可以将大量的愤怒或挫败感释放到沙包或训练手套中。需要注意的是，抒发情绪的过程应避免过度运动或压迫身体。有些人可能会选择大声尖叫、呐喊或是大声唱歌来释放压力。

冲澡、游泳、在海滩或森林中散步、抚摸动物或去公园看孩子们玩耍，也是可选择的方式。我们需要氧气让细胞良好运作，进入空气新鲜的环境中，深深地呼吸，以消除恐惧和担忧对身体造成的负面影响！不要因为害怕或担心而感到难过或羞耻，接受自己的害怕和担心，并逐步尝试走出这种状态，通过深呼吸、静心冥想、运动、与朋友和家人互动以及与大自然相处等，培养规律的生活习惯，来让自己变得更健康。避免通过暴饮暴食等来应对压力，这些习惯很容易导致更具破坏性的不良习惯，如吸烟、酗酒等问题。

以上做法对所有的情绪都适用，不只是愤怒、嫉妒、骄傲、恐惧，这些负面情绪还包括无助感、不接受、罪恶感、羞耻感、懈怠、漠不关心、无动于衷等。如果自己或是身边的人罹患癌症，或多或少都会遭受这些负面能量的攻击，而抒发的方法很多，无论是运动还是深层的呼吸，都有助于把这些不好的能量发泄出去。

其次，要预防后面的情绪陆续发生，可以依照"时间轴"来进行。如果亲友自以为好心劝慰患者"不要有愤世嫉俗情绪""应该要珍惜现在"，等等，久而久之，患者反而会心生憎恨。至于已经生病一段时间、正在调养者，应该先把过去的不良情绪宣泄掉，再按照过去、现在、未来的"时间轴"处理"从过去到现在"的情绪，再学习"活在当下"，以及"从现在到未来"如何学习预防负面情绪的产生。

5　人际关系：走出去

健康解读：从娘胎出生，我们便不断地通过各种关系寻找神圣的爱。比如婴儿时期，会寻求父母的照顾和关爱。

爱

如果孩提时期寻求关爱的过程因故遭到父母拒绝，心灵就会受到伤害，疑惑大人为什么不爱我，此时，小孩子可能会做出的2种反应是：第一种，做出故意吸引父母的言行举止或是讨好父母，不希望父母离开自己；第二种刚好相反，他会故意制造麻烦或窘境，把东西乱丢，想要引起父母的注意。带着这种心态成长的孩子，长大成人后，无论是面对男女朋友还是同事、配偶，他都会不断地寻找失去的关爱，如果爱而不得，便以吸烟、酗酒等伤害自己的方式来引起别人的关注和爱。

其实，这是因为将自我关系的破碎投射在他人身上，当他人并没有给予我们所期待的关爱时，罹患疾病是一个最能获得众人关爱的方式，因为一般人们更倾向于把关爱放在病人身上，这似乎有可能是一种潜意识所造成的现象。当然，并不表示我们故意想生病，而是潜意识在孩童时期缺乏爱，我们内在需要爱的联结。

通过前述种种方法逐步释怀，真诚地与人沟通，保持愉悦平静的心境，适度敞开心扉并对他人保持同理心，将可赢得更多的友谊与亲情。许多研究显示，拥有强大支持的家庭，对于战胜癌症非常有益。强烈建议患者找到癌症支持小组的团体治疗，并寻求训练有素的专业人员给予帮助，一起面对并解决疾病导致的心理重担。

6 身心合一

健康解读：每个人在与他人建立关系之前，要先强化自我关系，方法就是通过自我述说、问自己问题，譬如："为什么我在这里?""此生我想要做什么事情?"……也可以通过咨询或参与一个可以支持自己、理念相仿、价值观相近的团体，从中找到自己是谁，感觉到自己跟自己在一起，这个过程也就是"身心合一"。

真实案例：有位朋友2年前患癌，生病过程让他学会了平和，他发现如果他会被治愈而能活下去，他将会感到开心，如果他无法治愈，他也明白，这是人生必须学习与接受的功课，他的内心也是平和的。

要找到身心合一的自己，就要找到自己生命的目的。然后，要循着这条路生活。

有一句谚语说："你如何得知自己已经实现了人生目标？如果你还活在这世上，表示你的目标尚未达成，还需努力!"所以如果自己还活着，即使患有癌症，也代表着要去寻找自己还未真正找到的人生目标。假如是亲朋好友罹患癌症，自己在寻找人生目标时也要帮助患者找到他们的生存目标。或许生病的历程正是生命中的功课。

7 自愈力健身活动

活动设计与示范／安德鲁·尼克尔斯　摄影／陈旻苹

健康解读：规律的运动有多种好处，无论是否患癌都能从运动中获益。本书所提供的动作和建议，能帮你通过定期运动逐步拥有健康、有活力的生活。 ➕▬▬

背部伸展

背部伸展运动需要小心进行，背部最长的肌肉会和大腿后侧肌群协同运作，想要拥有良好的体态，背部伸展运动是很重要的。在运动过程中，比较理想的是能够有脊椎分节活动，也就是姿势看起来是从脊椎一节节向上延伸的。

让我们先从坐姿开始练习几周，再进行后面的站姿。

▲**坐姿**——坐在椅子边缘处；身体从头顶开始往前、往下卷，直到手碰到两腿之间的地板；再从双臂、胸部和头部向天花板的方向延展，手与头应该要高过肩膀，以确保脊椎处于伸展状态而非前屈（图6-3至图6-5）。

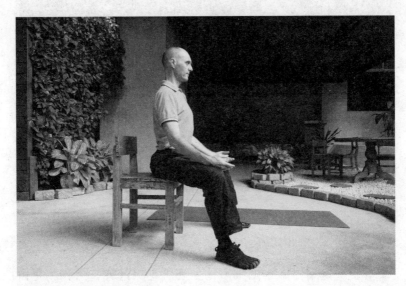

▲ 图6-3　坐在椅子边缘处

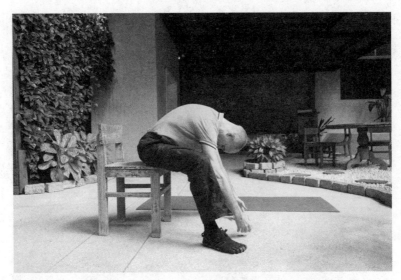

▲ 图6-4　身体从头顶开始往下卷，直到手碰到两腿间的地板

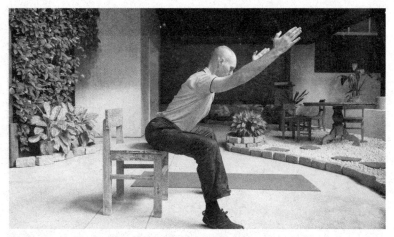

▲图6-5 双臂、胸口和头顶向上延展；手与头应该要高过肩膀，以确保脊椎处于伸展状态而非前屈

▲站姿——站姿版本的细节比坐姿版本更讲究，可作为进阶版。站立时两脚与肩同宽，身体从头顶开始往前、往下卷，直到手碰到两腿之间的地板；再从双臂、胸部和头部向上延展；身体持续向前倾，脊椎呈60度角而非完全直立。整个动作要保持膝盖略微弯曲（图6-6至图6-8）。

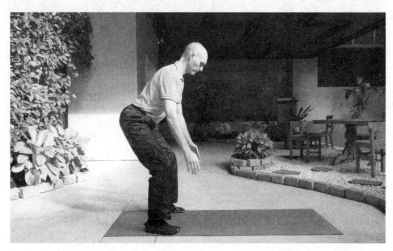

▲图6-6 站立时两脚与肩同宽，身体从头顶开始往前、往下卷

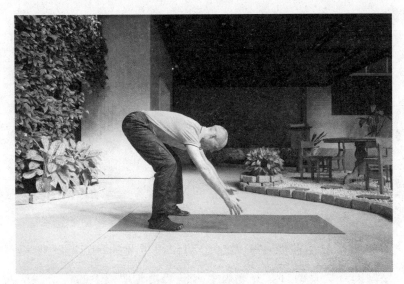

▲ 图 6-7　往下卷至手碰到两腿之间的地板

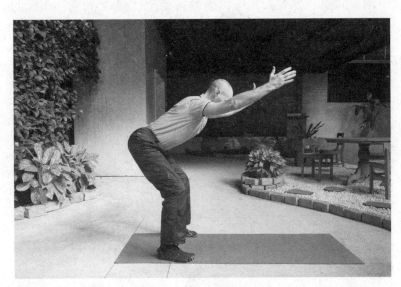

▲ 图 6-8　身体持续向前倾，直至脊椎与双腿呈 60 度角，并非完全直立。整个动作要保持膝盖略微弯曲

深蹲

深蹲运动是很基础也相当重要的下肢肌力训练，在你行走、上楼梯、上下车甚至上厕所时都会用到。如果不曾练习过这个动作，那你需要循序渐进地进行，以保护膝盖。但并非指这个动作会伤害膝盖，而是由于腿部肌肉先前没有进行过这种练习，还无法支撑身体的重量，因此膝盖就得承受更多的负荷。此动作亦会雕塑臀部、改善腰肌力量。深蹲运动是HIIT（即高强度间歇性训练）运动系统中不可或缺的一环，你将会在后面增强新陈代谢活动的部分了解更多细节。

▲**深蹲搭配手前摆**——做这个动作很重要的一点是确保两脚平行，最好的方法是两脚对齐地板上（例如瓷砖地板）的线条，帮助你找准位置，两脚分开比髋略宽（脚踝之间30～40厘米）。吸气时，身体往下蹲，膝盖往左右两侧推，确保膝盖超过脚趾外围。如果可以的话，尽量维持大腿与地面平行，并保持脊椎打直，再回到站立姿势（图6-9、图6-10）。

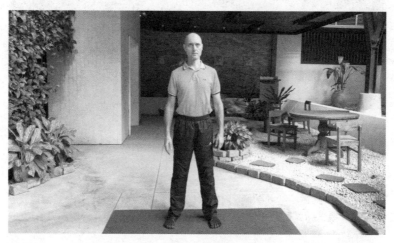

▲ 图6-9　在此动作中，确保两脚平行是很重要的。可让双脚对齐地板上（例如瓷砖地板）的线条，帮助你找到正确的位置。双脚分开比髋部略宽，脚踝之间 30～40 厘米宽

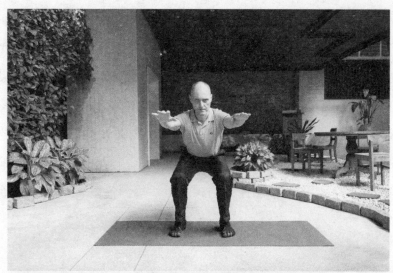

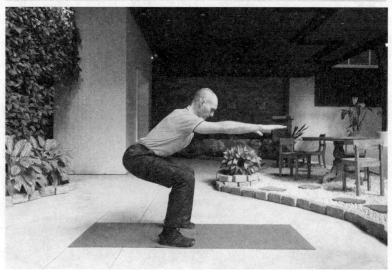

▲ 图 6-10　吸气时身体往下蹲，膝盖分别往左右两侧推，确保膝盖超过脚趾外围。如果可以的话，尽量使大腿与地面平行，并保持脊椎打直，再回到站立姿势

▲**侧向深蹲和单脚平衡**——这个版本的深蹲可以改善身体侧向平衡，这个动作对改善身体老化十分有帮助。当身体衰老时，我们要避免跌倒，因此提升身体侧面的肌力、平衡力就变得格外重要。先从深蹲开始，当起身时，身体往一侧倾斜并用单脚站立，另一只脚腾空，仿佛一尊雕像；维持这个动作3个自由呼吸，并在往下蹲时将腾空的脚放回地面，保持两脚之间的宽度；当再起身时，换边用另一只脚单脚站立。整个动作尽可能保持两脚平行，每侧各做5次（图6-11至图6-14）。

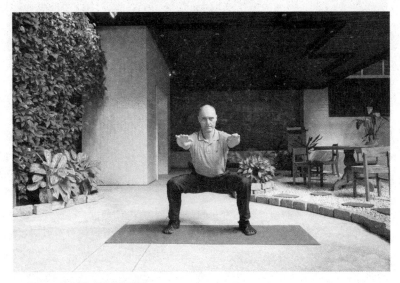

▲ 图6-11　先从深蹲开始

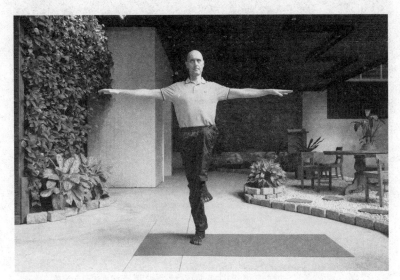

▲ 图 6-12　起身时，身体重心移到一侧，以单脚站立，另一脚腾空，像雕像般。维持这个动作 3 个自由呼吸

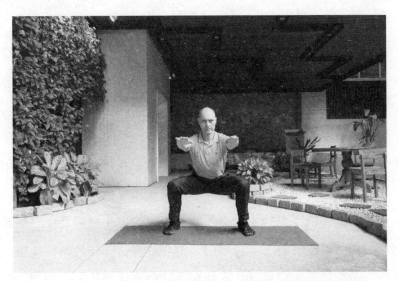

▲ 图 6-13　将腾空的脚放回地面后再次深蹲，保持两脚之间的宽度

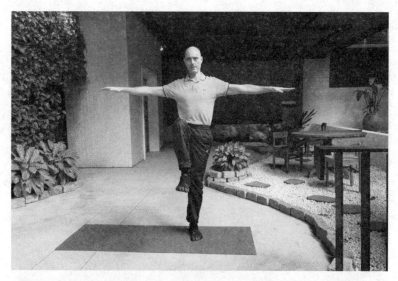

▲ 图6-14　起身时，身体重心移到另一侧，以单脚站立，另一脚腾空，像雕像般，维持这个动作 3 个自由呼吸。整个过程尽可能保持两脚平行，左右两侧各做 5 次，共做 10 次深蹲

侧向转体 / 脊椎旋转

旋转运动对于缓解椎体神经根的压力非常重要，旋转会增加脊椎的延展，有助于减压。因此，让整个脊椎保持一种延伸感，好像你正在仰视天空。用较小的幅度慢慢开始左右旋转，再随着练习的深入逐渐增加活动范围。

▲**仰躺**——呈平躺姿，双手微张开平放在身体两侧，也可以用一个小枕头来帮助稳定颈部；屈膝并悬空离地，也可稍微靠近胸口，下背部微微贴地；两手掌轻压地板，随着吸气将下半身慢慢往一侧倾斜约45度，再随着呼气将下半身带回到中心位置。同样的动作换边。整个动作尽量保持两边肩胛骨、肩膀和手臂贴在地面（避免一侧肩膀浮起来），可以慢慢尝试增加大腿、膝盖和脚的运动范围。每侧至少做5次，理想的是做8～10次（图6-15、图6-16）。

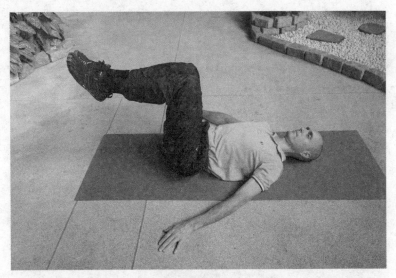

▲ 图6-15 呈平躺姿，双手微张开平放在身体两侧，也可以用一个小枕头来帮助稳定颈部；两腿屈膝并悬空离地，也可稍微靠近胸口，下背部微微贴地

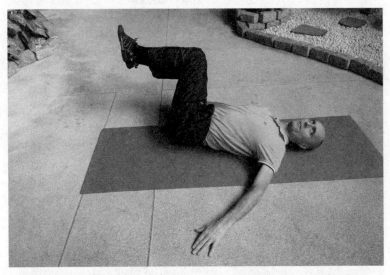

▲ 图6-16 手掌轻压地板，随着吸气将下半身慢慢往一侧倾斜约 45 度，再随着呼气将下半身带回到中央位置。同样的动作换边做。整个动作尽量保持两边肩胛骨、肩膀和手臂贴在地面上（避免一侧肩膀浮起来）。可以慢慢增加大腿、膝盖和脚的运动范围。每侧至少做 5 次，理想的是做 8 ~ 10 次

▲**椅子版本**——臀部坐在椅子前1/2处，脚和臀部保持不动，双脚打开，身体尽可能坐直、挺胸；随着吸气旋转头部、肩膀、手臂和胸部，好像正转向身后环顾四周，也可以用椅背或扶手来帮助自己做更多的旋转。此动作只有上半身在旋转，两脚和臀部不要移动（图6-17至图6-19）。

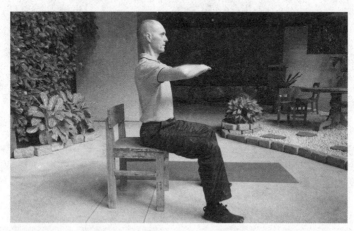

▲ 图6-17　臀部坐在椅子前 1/2 处，脚和臀部保持不动，身体尽可能坐直、挺胸

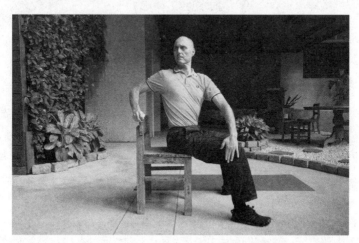

▲ 图6-18　随着吸气旋转头部、肩膀、手臂和胸部，好像正在环顾身后的景物，也可以用椅背或扶手来帮助自己做更多的旋转。此动作只有上半身旋转，双脚和臀部不要移动

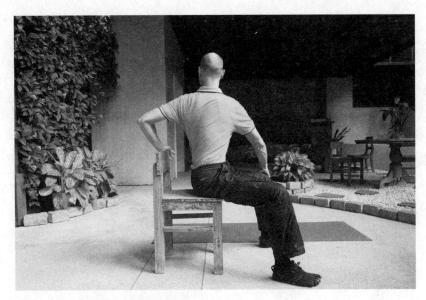

▲ 图6-19　以相同方式转向另一边

手臂画圆运动

　　手臂画圆的动作对于刺激淋巴系统和放松肩颈肌肉非常有帮助，可根据肩膀活动度和年龄调整画圆幅度，建议从小幅度画圆开始。疼痛感是练习这个动作的范围指标，如果做这个动作时感到疼痛，应缩小画圆的范围，最好是感觉自己是在伸展而非促使疼痛。此动作正反方向画圆各5~8圈；运动过程中的呼吸也很重要，吸气时双手上抬过头，呼气时双手往身体两侧画回来，吸气、呼气时间越长，对免疫系统益处越大。

▲**仰躺画圈**——呈平躺姿，屈膝，下巴稍微内收以保持脖子伸直，两臂伸直至髋部两侧；吸气时，手臂上举往天花板的方向延伸，举过头顶并置于两侧耳边；将手臂平行于地板，向下画圆绕回到臀部；重复此动作3～5下，并在手臂绕回臀部时呼气。反方向画圆时，吸气时双手从臀部往头顶方向画大圆，呼气时双手沿中央线向下带回臀部位置（图6-20至图6-22）。

如果在进行此动作时感到肩部疼痛，请减小运动范围，以避免肩部疼痛，并在未来几周内缓慢增加运动范围。

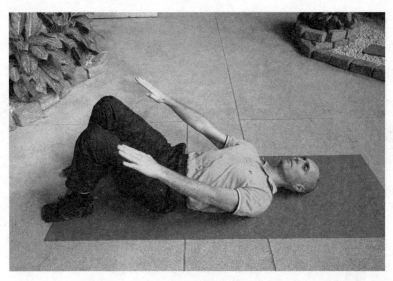

▲ 图6-20　呈平躺姿，屈膝，下巴内收以保持脖子伸直，两臂伸直至髋部两侧；吸气时手臂上举往天花板的方向延伸

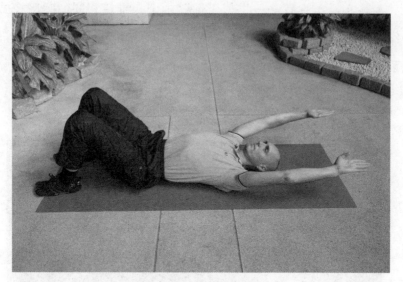

▲ 图 6-21　延伸至举过头顶，两臂置于两侧耳边

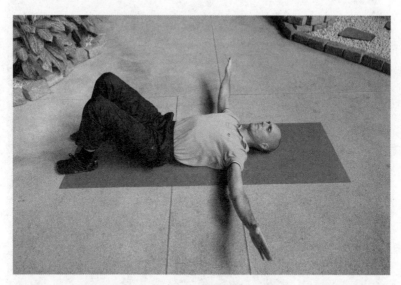

▲ 图 6-22　手臂浮在地板上方，画大圆圈回到臀部。吸气时双手向上抬起越过头顶，呼气时双手朝身体两侧画圆回来，重复 3 ～ 5 次。反方向画圆时，吸气时双手从臀部往头顶方向画大圆，呼气时双手沿中央线向下带回臀部位置

▲**站立风车旋转**——类似于仰躺画圆，维持相同的呼吸模式和动作。要注意避免髋部和身体的晃动，此动作是在身体稳定的状况下做手臂活动。站立时，可以做单手画圆、双手同向画圆、双手交替画圆，甚至双手同时做反方向的画圆等不同版本（图6-23、图6-24）。

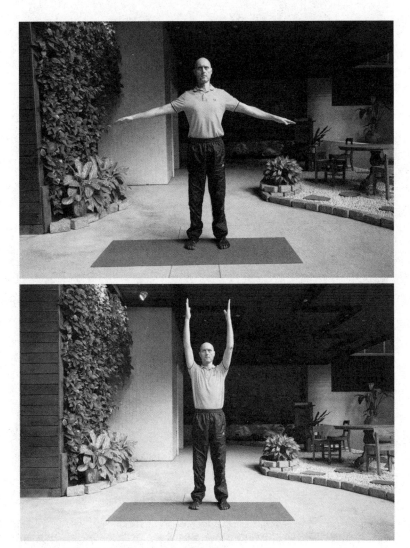

▲ 图6-23　以站姿做同方向的画圆动作

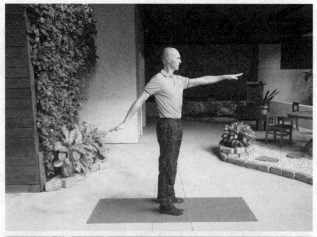

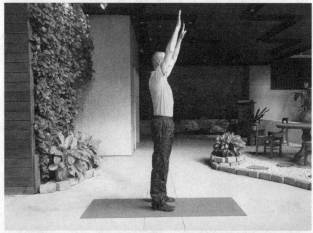

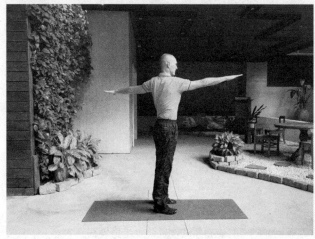

◀ 图6-24　双手同时
做反方向的画圆

腹部 / 核心肌群

当提到腹肌时，通常只会想到我们的肚子。其实腹部肌肉从整个骨盆的中部、前部、后部和侧面一直到肋骨的前部、后部和侧面，环绕形成一个圆柱状结构。这些肌肉群常常被称为核心肌群，对维持良好体态、预防脊椎受伤至关重要。

▲**百式预备式**——普拉提中有一个很著名的动作叫"百式"。这个动作相当具有挑战性，所以本书的动作是作为进入完整百式前的基础练习，称之为"百式预备式"。仰躺在地板上，双手在头后方；呼气时做卷腹动作并让上半身停在空中，然后两脚分别抬高伸直；维持此姿势并做5~10次深呼吸，呼吸越深，锻炼到的腹部肌群就越多。欲提高此动作的难度，可以将两手向大腿方向延伸并随着呼吸做上下摆动，此变化会大大增加腹肌锻炼强度；也可以将两腿伸直来增加这个动作的难度。这个动作要保持下背部平贴在地板上，并想象腰部围绕着身体的中心线向内收紧。如果下背部开始挺腰的话，可稍作休息或减少动作幅度。百式动作需要维持深长缓慢的呼吸节奏，这是一种特别好的运动，有助于淋巴代谢和新陈代谢，同时可改善体态（图6-25、图6-26）。

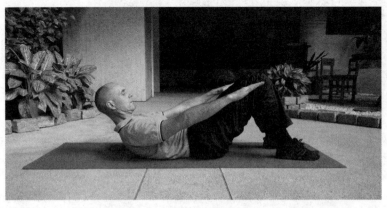

▲ 图6-25　仰躺在地板上，呼气时做卷腹动作并让上半身停在空中

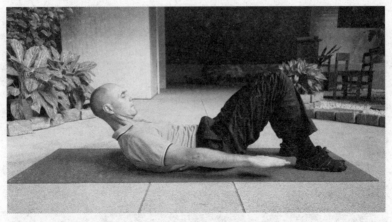

▲ 图6-26　上半身停在空中后，维持此姿势，搭配双手上下摆动做 5 ～ 10 次深呼吸

上半身停在空中后，屈膝使大腿与小腿呈 90 度；呼吸越深，锻炼到的腹部肌群就越多。

挑战——欲提高此动作的难度，可以将两手向大腿方向延伸并随着呼吸做上下摆动，此变化会大大地增加腹肌的锻炼强度；也可以将两腿微微伸直来增加这个动作的难度。

▲**单腿屈膝／直腿伸展**——是百式预备式的延伸。你可以将两手放在一侧膝盖上，并将膝盖拉靠贴近脸部，想象自己要亲吻膝盖，同时另一只腿则是向远方伸直；吸气时换腿，呼气时做拉膝动作。这是单腿屈膝版本。若是换成直腿伸展则更具挑战性，将弯曲的一侧膝盖伸直朝上延伸，两腿像是一把大剪刀；吸气时换腿，呼气时将上方的腿拉靠贴近脸部。整个过程请维持背部平贴在地面上。直腿伸展版本特别有助于背部神经，而单腿屈膝版本则有助于维持髋部的健康（图6-27至图6-32）。

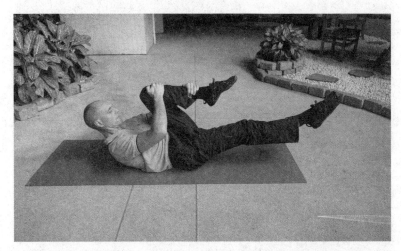

▲ 图6-27　单腿屈膝——是百式预备式的延伸。你可以将两手放在一侧膝盖上，将膝盖拉靠贴近脸部，想象自己要亲吻膝盖，同时另一只腿向远方伸直

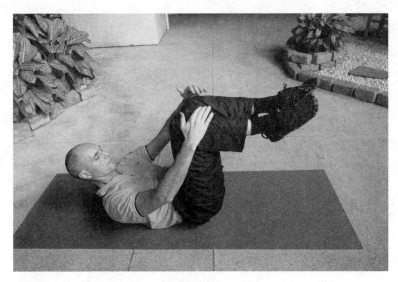

▲ 图6-28　单腿屈膝——吸气时换腿

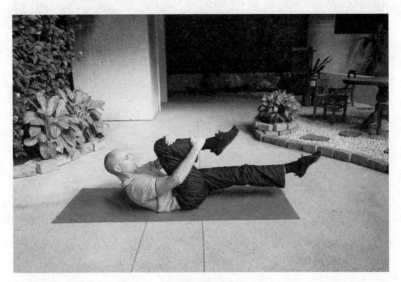

▲ 图 6-29　单腿屈膝——呼气时做拉膝动作

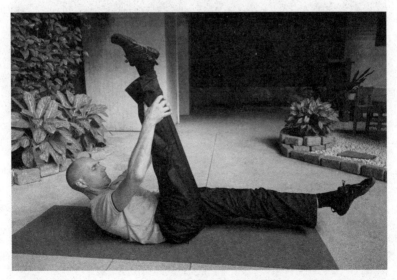

▲ 图 6-30　直腿伸展——将弯曲的膝盖伸直朝上延伸，两腿像是一把大剪刀

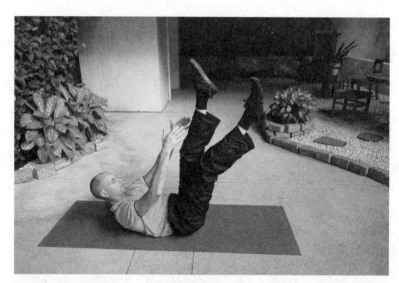

▲ 图6-31　直腿伸展——吸气时换腿

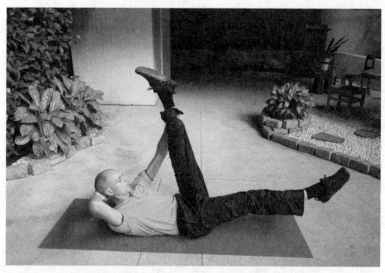

▲ 图6-32　直腿伸展——呼气时将上方的腿拉靠贴近脸部

倒立／骨盆高于心脏的动作

倒立动作对淋巴液回流特别有帮助，它让某些器官和系统得以休息和恢复，也意味着身体放松。如患有心脏病、高血压、青光眼，或有未完全愈合的伤口，做此动作前应先咨询医师。

▲桥式——众所周知，桥式是倒立运动中最简易且安全的动作。呈仰躺姿，双腿屈膝平行相距约15厘米间距；将骨盆朝上抬，让身体的重量压在肩胛骨之间，膝盖应保持延伸使身体看上去像斜板姿势；维持骨盆上抬和腿的高度，并从胸部开始让脊椎缓慢贴回到地面；重复做5~10次，最后一次髋部停留在空中，做3~5次深呼吸（图6-33、图6-34）。

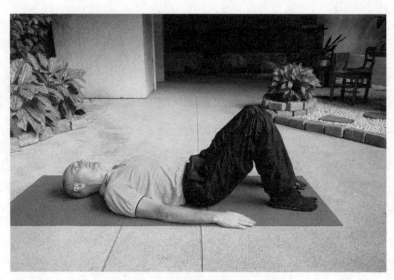

▲ 图6-33　呈仰躺姿，双腿屈膝平行分开约15厘米

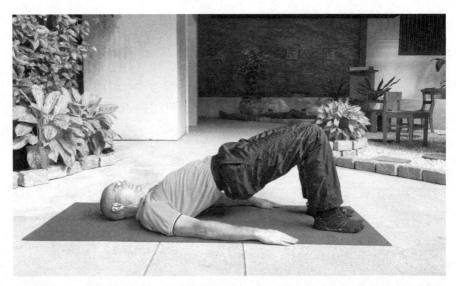

▲ 图6-34　将骨盆朝上抬，让身体的重量压在肩胛骨之间，膝盖应保持延伸使身体看上去像斜板姿势；维持骨盆上抬和腿的高度，并从胸部开始让脊椎缓慢贴回到地面；重复做 5～10 次，最后一次髋部停留在空中，做 3～5 次深呼吸

　　▲**下犬式**——呈挺身平板式；吸气时身体向后做髋屈动作，并将臀部推向天花板的方向，此时身体看起来像一个颠倒的V，头部于两臂之间；呼气时身体回到挺身平板式姿势。此动作保持脊椎挺直很重要。重复做5～10次，如果可能的话，最后一次稍停留，并做3～5次深呼吸。这个动作难度较大，从安全角度考虑，此动作手的位置也可以放在椅子、桌子、沙发等处进行（图6-35、图6-36）。

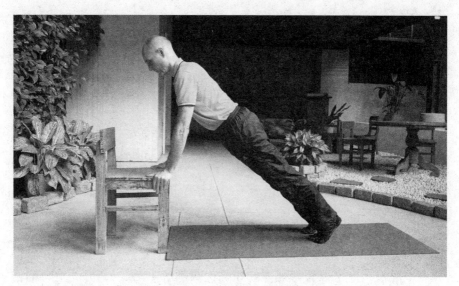

▲ 图6-35　双手扶在椅子、桌子等上，做挺身平板式姿势

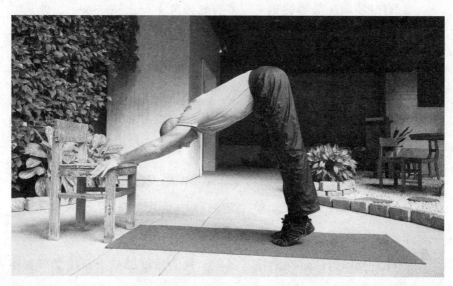

▲ 图6-36　吸气时身体向后做髋屈动作，并将臀部推向天花板的方向，此时身体看起来像一个颠倒的 V，头部于两臂之间。呼气时身体回到挺身平板式姿势。此运动过程中保持脊椎挺直很重要，在最后一次动作时维持倒 V 姿势加上 3～5 次深呼吸

有氧调节

有氧运动是指人体在氧气充分供应的情况下进行运动，即在运动过程中人体吸入的氧气与需求相等，这需要心脏提高其运作的速度及整个身体系统的配合。而无氧运动则是指高强度的运动，身体无法足够快速地输送氧气以跟上肌肉的力量输出。我们的身体需要这两种运动模式来达到运动效果和促进健康。建议每周至少进行20分钟的有氧运动和2~3次的间歇性无氧运动。有氧运动不一定是跑步、游泳、骑自行车等较高强度的运动，也可以是快走，甚至扫地、拖地也可以！有一种运动是两种形式兼顾的，称为高强度间歇训练（HIIT），它对于整个运动系统都具有挑战性，你可以获得强烈的新陈代谢刺激（无氧），并为全身输送充足的氧气（有氧）。如果你以前没有运动习惯，请循序渐进练习，可能需要数周或数月以达到运动的理想效果。不必强迫自己超负荷运动。

▲**HIIT陡坡／楼梯健走（较多有氧训练）**——找一条平缓或是微陡的道路，至少50米长，先步行5分钟作为暖身，接着做8组健走，每组30秒，每组之间休息30~45秒，也就是快速健走30秒上坡，再轻松地慢慢往回走，重复8次。或者，你也可以找一段长阶梯，慢跑上去再慢走下来，共8次，而每次训练时间要控制在20~30秒，你也可以乘电梯下来以保护膝盖。目标是在最大强度下进行3~4分钟的连续训练。

▲**深蹲／手臂上推／原地踏步或原地慢跑（较多无氧训练）**——这种定点的HIIT锻炼都是无氧运动，需要以最大强度维持3~5分钟不休息。同样地，你需要逐步训练到符合个人体能的程度，以及有助于治疗的强度。

HIIT适合作为预防性治疗的运动。我会建议那些正在接受对身体具挑战性治疗的患者（例如接受化疗或放疗等）使用有氧版的陡坡健走。每个动作练习20~30秒，共3组。

基本运动

以下是3个基本运动，按顺序完成，动作转换时间不要过长。在锻炼过程中保持可以达到的最强的先吸后呼的呼吸模式，呼吸吐纳是让运动达到其应有效果很重要的一部分。

▲**深蹲**——跟前文介绍的深蹲动作一样，以最快速度进行，双手在下蹲时往前伸直至肩膀高度。这会将血液流动推向下肢（图6-37）。

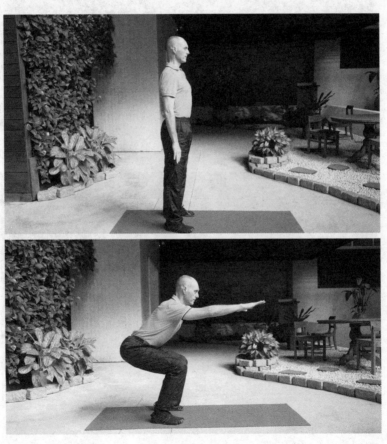

▲ 图6-37　深蹲

▲**手臂上推**——两臂同时做上下推举，越快越好，每次手肘弯曲时贴近身体两侧，这会将血液流动推向上肢。如果肩膀有伤，可以做向前出拳的动作（图6-38）。

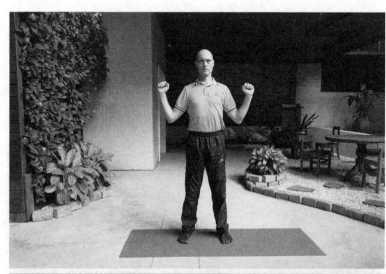

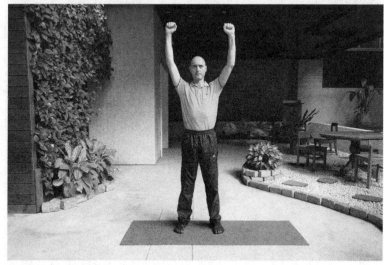

▲ 图6-38　手臂上推

▲**原地踏步／原地慢跑**——踏步时抬高膝盖，手臂弯曲做自然摆动，动作快且有力（图6-39）。

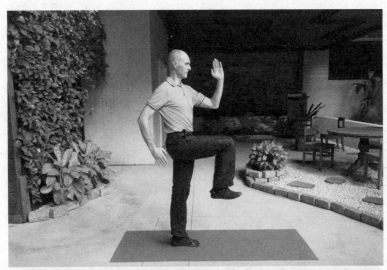

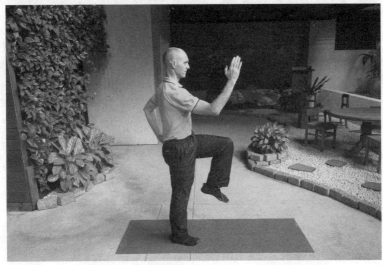

▲ 图6-39　踏步抬膝，摆动双臂